まちがいさがしは 脳を瞬間的・総合的に強化できる極めて高度な脳トレ

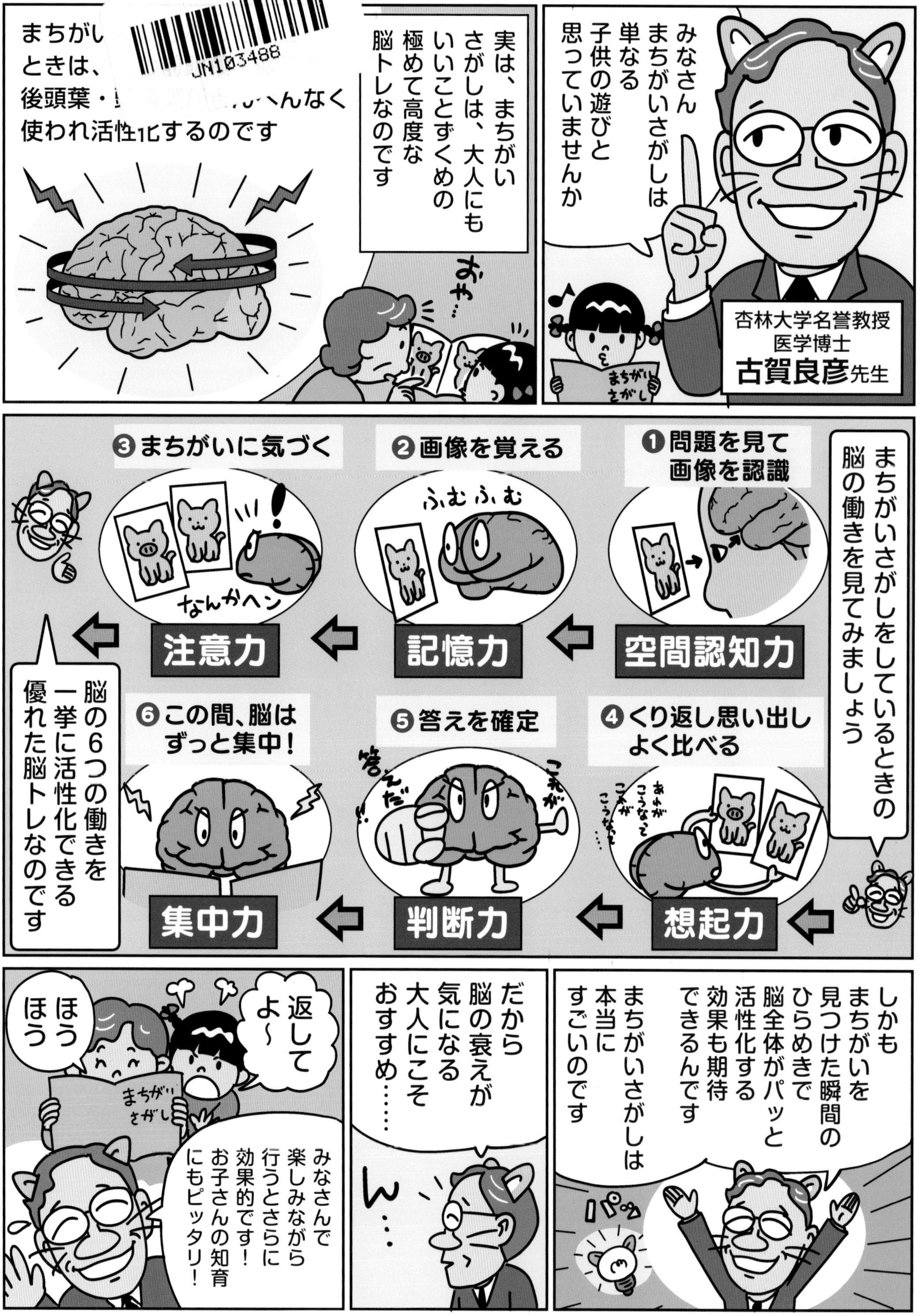

みなさん まちがいさがしは単なる子供の遊びと思っていませんか
杏林大学名誉教授
医学博士
古賀良彦先生
まちがいさがし
実は、まちがいさがしは、大人にもいいことずくめの極めて高度な脳トレなのです
おや…
まちがい
ときは、
後頭葉・
んなく使われ活性化するのです
まちがいさがしをしているときの脳の働きを見てみましょう
❶問題を見て画像を認識
空間認知力
❷画像を覚える
ふむふむ
記憶力
❸まちがいに気づく
なんかヘン
注意力
❹くり返し思い出しよく比べる
あれがこうなって
これがこうなって……
想起力
❺答えを確定
答えだ!!
これが
判断力
❻この間、脳はずっと集中！
集中力
脳の6つの働きを一挙に活性化できる優れた脳トレなのです
しかもまちがいを見つけた瞬間のひらめきで脳全体がパッと活性化する効果も期待できるんです
まちがいさがしは本当にすごいのです
パッ
だから脳の衰えが気になる大人にこそおすすめ……
ん…
返してよ～
ほうほう
まちがいさがし
みなさんで楽しみながら行うとさらに効果的です！お子さんの知育にもピッタリ！

「まちがいさがし」は単なる子供の遊びではなく、衰えやすい6大脳力が一挙に強まるすごい脳トレ

本当はすごい「まちがいさがし」

誰もが一度は楽しんだ経験がある「まちがいさがし」。**大人も子供もつい夢中**になってしまう不思議な魅力があることは、よくご存じでしょう。

実は、このまちがいさがし、**単なる「子供の遊び」ではない**ことが、脳科学的に明らかにされつつあります。何を隠そう、**脳のさまざまな部位の働きを瞬間的・総合的に強化できる、極めて高度な脳トレ**であることがわかってきたのです。

普段の生活で**テレビばかりみて**いたり、**ずっとぼんやり**していたりすると、脳はどんどん衰えてしまいます。記憶力が衰えて**物忘れ**が増えたり、集中力が低下して**飽きっぽく**なったり、注意力や判断力が弱まって**うっかりミス**が生じたり、感情をコントロールできなくなって**怒りっぽく**なったり、**やる気が減退**したりしてしまうのです。

そうした脳の衰えを防ぐ毎日の習慣としてぜひ取り入れてほしいのが、まちがいさがしです。脳は大きく4つの領域（前頭葉・頭頂葉・側頭葉・後頭葉）に分けられますが、まちがいさがしを行うと、その**すべての領域が一斉に活性化する**と考えられるからです。

まちがいさがしで出題される絵や写真の視覚情報はまず脳の**後頭葉**で認識され、**頭頂葉**で位置関係や形などが分析されます。次に、その情報は**側頭葉**に記憶されます。その記憶を頼りに、脳のほかの部位と連携しながら、意識を集中させてまちがいを見つけ出すのが、思考・判断をつかさどる脳の司令塔**「前頭葉」**の働きです。

あまり意識することはないと思いますが、まちがいさがしは、**脳の４大領域を効率よく働かせることができる稀有《けう》な脳トレ**でもあるのです。

まちがいさがしをするときの脳の各部位の働き

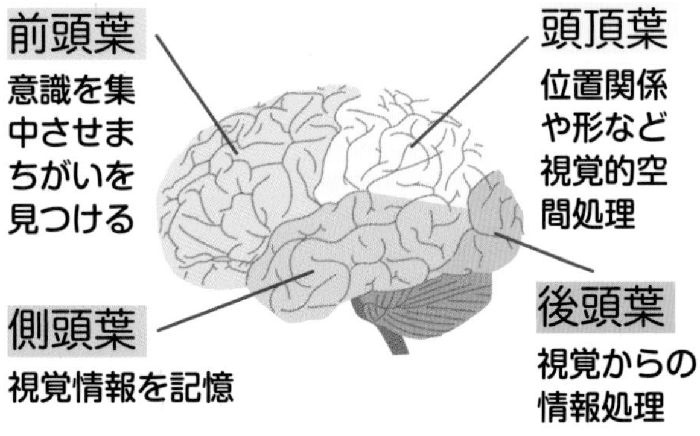

前頭葉
意識を集中させまちがいを見つける
頭頂葉
位置関係や形など視覚的空間処理
側頭葉
視覚情報を記憶
後頭葉
視覚からの情報処理

記憶力など6つの脳力を瞬間強化する高度な脳トレ

まちがいさがしが脳に及ぼす効果について、さらにくわしく見ていきましょう。

まず、まちがいさがしは脳トレのジャンルの中で、**「記憶系」**に分類されます。問題を解くには記憶力が必要になると同時に、まちがいさがしを解くことによって記憶力が強化されるのです。

実際に、２つ並んだ絵や写真からまちがい（相違点）を見つけるには、以下のような脳の作業が必要になってきます。

第一に、２つの絵や写真の細部や全体を視覚情報としてとらえ、一時的に覚える必要が出てきます。ここには**「空間認知」**と**「記憶」**の働きがかかわってきます。

第二に、直前の記憶を思い起こして、記憶にある視覚情報と今見ている絵や写真との間に相違点がないかに意識を向けていくことになります。ここで**「想起」**と**「注意」**の働きが必要になります。

第三に、相違点が本当に相違点であると気づくには、確認作業と「**判断**」力が必要になります。

そして、こうした一連の脳の働きを幾度となくくり返すためには、相応の「**集中**」力を要します。

つまり、まちがいさがしを解く過程では、主に**①記憶力（覚える力）**だけでなく、**②集中力（関心を持続する力）**、**③注意力（気づく力）**、**④判断力（正しく認識・評価する力）**、**⑤想起力（思い出す力）**、**⑥空間認知力（物の位置や形状、大きさを認知する力）**という「**６大脳力**」が総動員されるのです。

脳はある意味で筋肉と似ています。何歳になっても、使えば使うほど強化されます。つまり、まちがいさがしは、年とともに衰えやすい「６大脳力」を一挙に強化できる、極めて高度な脳トレだったのです。私が冒頭で「単なる子供の遊びではない」といった理由は、ここにあるわけです。

まちがいを見つけた瞬間
脳全体がパッと活性化

それだけではありません。まちがいさがしが優れているのは、「あ、ここが違う！」と気づいた瞬間に、一種の喜びに似た感覚を伴う「**ひらめき**」が生まれることです。このひらめきがまた、脳にとって最良の刺激になるのです。

新しいアイデアを思いついた瞬間、悩み事が解決した瞬間、何かをついに成し遂げた瞬間など、私たちがひらめきをひとたび感じると気分が高揚し、その瞬間に脳は一斉に活性化するのです。みなさんもこうした経験をしたことがあるでしょう。暗い気持ちがパッと晴れるような、暗闇の中、電球の明かりがパッと光るような、そんな感覚です。

まちがいさがしは、こうした**ひらめきに似た感覚を日常で手軽に体験できる優れた脳トレ**でもあるのです。

本書のまちがいさがしには、１問につき５つのまちがいが隠れています。つまり、ひらめきに似た感覚を体験できるチャンスが、１問につき５回も用意されているのです。

ねこのかわいい表情やしぐさに
ときめきを感じて癒される脳活

まちがいさがしの脳活効果

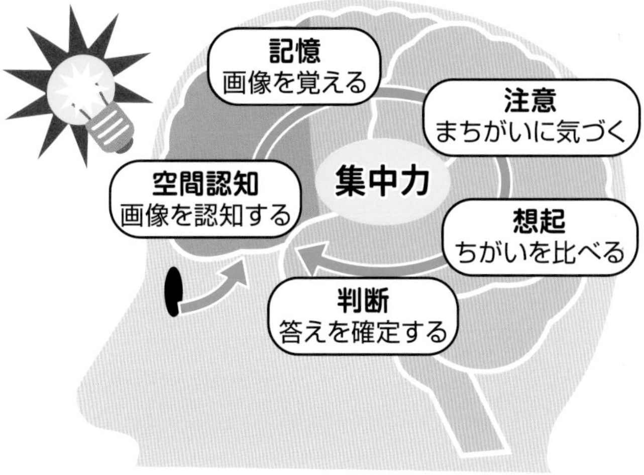
記憶
画像を覚える
注意
まちがいに気づく
空間認知
画像を認知する
集中力
想起
ちがいを比べる
判断
答えを確定する

おまけに、本書のまちがいさがしの題材は、みんな大好きな「**ねこの写真**」。表情豊かなねこたちの愛くるしい瞬間が集められています。

暗いニュースが多い昨今、**かわいさを極めたねこたちの表情やしぐさ**を見るだけで、**思わず顔がほころび、心が癒され、暗い気持ちがフッと軽くなる**のではないでしょうか。イライラや不安などネガティブな感情も、知らないうちに晴れやかで前向きな気分になっているかもしれません。

ねこなどの動物のかわいらしい姿を見ることは、人間の根源的な感情に働きかけて、**気持ちを明るく前向きに整えてくれる不思議な癒し効果**があるように思えてなりません。事実、**認知症の患者さんたちに動物と触れ合ってもらったり、動物の写真を見てもらったりすると、表情がパッと明るくなり、失われていた記憶を取り戻したり、不可解な言動が減ったりすることを、日々の診療でよく経験します。**

まちがいさがしをするときは、ねこたちのフワフワとした毛並みの感触、ゴロゴロとのどを鳴らしながらスヤスヤ眠るようす、どんな鳴き声を発しているのかなど、写真では得られない情報にも**想像**を巡らせてみるのもいいでしょう。脳全体のさらなる活性化につながるはずです。

さらに、まちがいさがしをするときは、一人でじっくり解くのもいいですが、家族や仲間とワイワイ競い合いながら取り組むのもいいでしょう。「ねこってこんな行動をするよね」「ここがかわいいよね」と、**ねこの話に花を咲かせながら取り組むと、自然と円滑なコミュニケーションが生まれ、脳にとってさらにいい効果が期待**できます。

最近、「脳への刺激が足りない」「ついボンヤリしてしまう」「ボーッとテレビばかりみている」……そんな人こそ、まちがいさがしの新習慣を始めてみましょう。めんどうなことは何一つありません。何しろ**「にゃんと1分見るだけ！」**でいいのですから。それだけで、**記憶力をはじめとする脳の力を瞬時に強化**することにつながるのです。

まだ半信半疑の方は、問題に取り組んでみてください。一とおりクリアするころには、**1分以内にまちがいを探すときの「ドキドキ」と「ワクワク」、そしてねこのかわいさに思わずキュンとしてしまう「ときめき」**で、夢中になっているはずです。**ときめきを感じて癒されながら没頭して脳を活性化できるねこのまちがいさがし**は、まさに最強の脳トレの一つといっていいでしょう。

まちがいさがしの6大効果

空間認知力を強化

物の位置や形状、大きさを正確に把握する脳力が高まるので、物をなくしたり、道に迷ったり、何かにぶつかったり、転倒したり、車の運転ミスをしたりという状況を避けやすくなる。

記憶力を強化

特に短期記憶の力が磨かれ、物忘れをしたり、物をなくしたり、同じ話を何度もしたり、仕事や料理などの作業でモタついたりすることを防ぎやすくなる。

想起力を強化

直前の記憶を何度も思い出す必要があるので想起力が磨かれ、人や物の名前が出てこなくなったり、アレソレなどの言葉が増えたり、会話中に言葉につまったりするのを防ぎやすくなる。

注意力を強化

些細な違いや違和感に気づきやすくなるため、忘れ物や見落としが少なくなり、うっかりミスが防げて、めんどうな家事や仕事もまちがいなくこなせるようになる。

判断力を強化

とっさの判断ができるようになるため、道を歩いているときに車や人をうまく避けられたり、スーパーなどで商品を選ぶときに的確な選択が素早くできたりする。

集中力を強化

頭がさえている時間が長くなり、テレビのニュースや新聞の内容をよく理解できて、人との会話でも聞き逃しが少なくなる。根気が続くようになり趣味や仕事が充実してくる。

●本書のまちがいさがしのやり方●

正

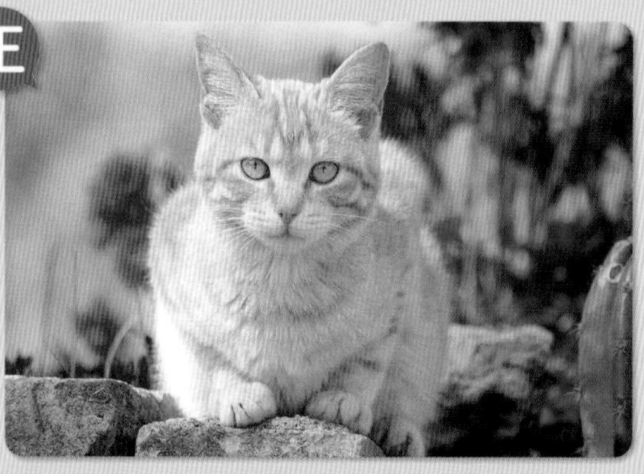

誤

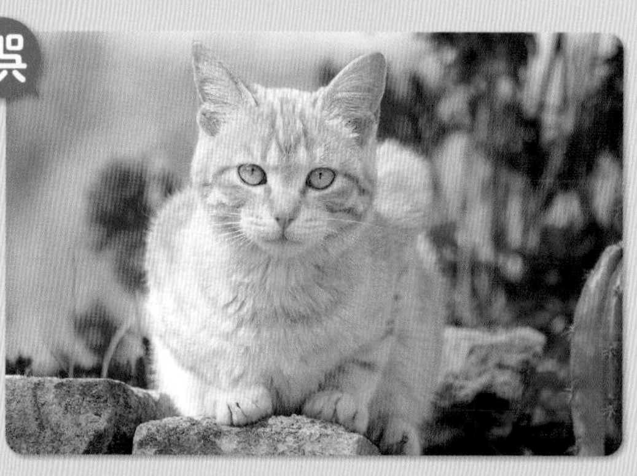

「正」と「誤」を見比べて、まず、1分間にまちがい（相違点）を何個見つけられるか数えてください。1問につきまちがいは5つ隠れています。全部見つけられなかったときは、次に、5つのまちがいをすべて見つけるまでの時間を計測してください。楽しみながら解くのが、脳活効果を高めるコツです。

1 やみつきねこ

ハマりすぎて、
まちがいさがしが
夢にまで出てきますにゃ

1分で見つけた数	個
全部見つけるまでの時間	分　秒

正

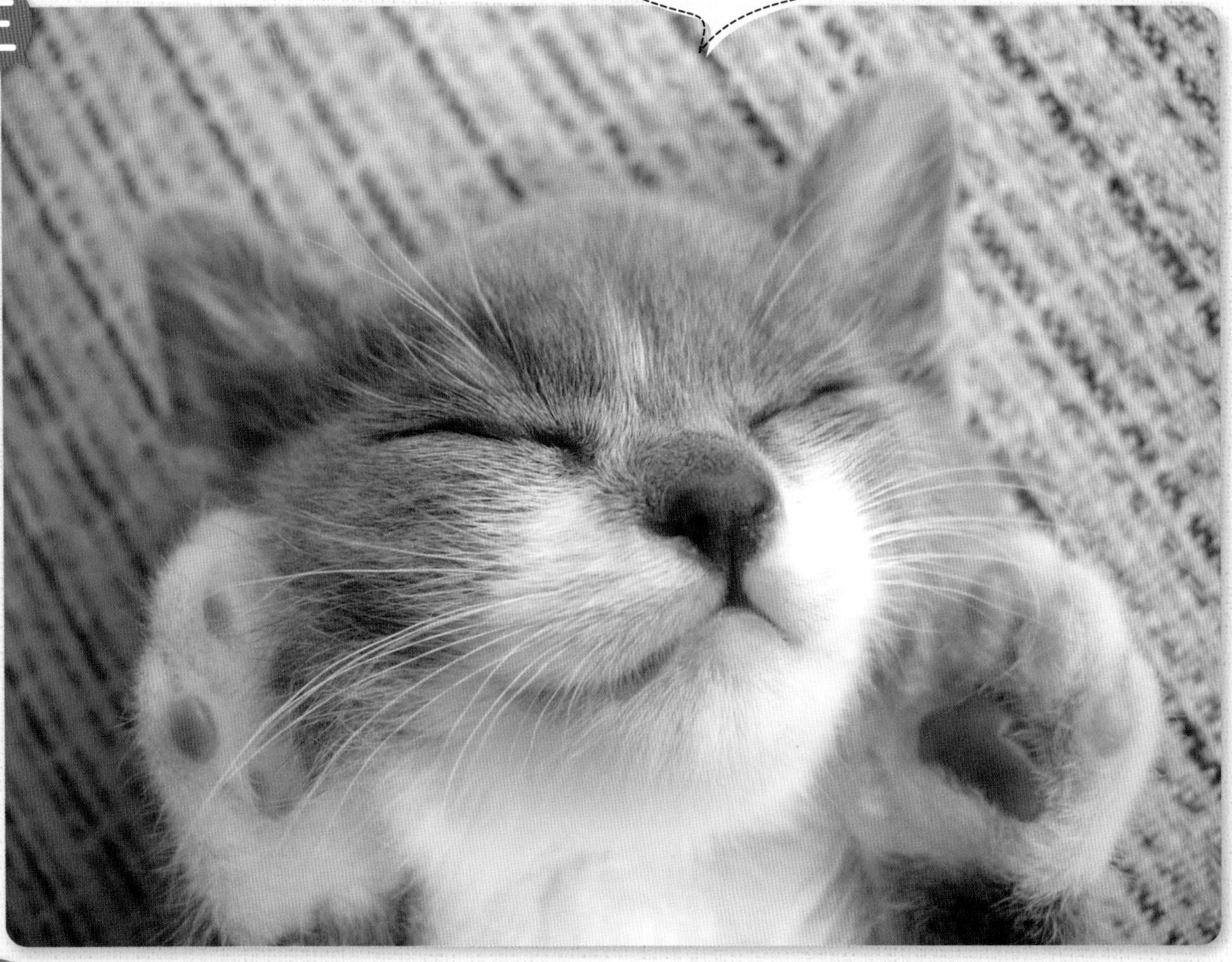

誤

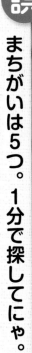

まちがいは5つ。1分で探してにゃ。

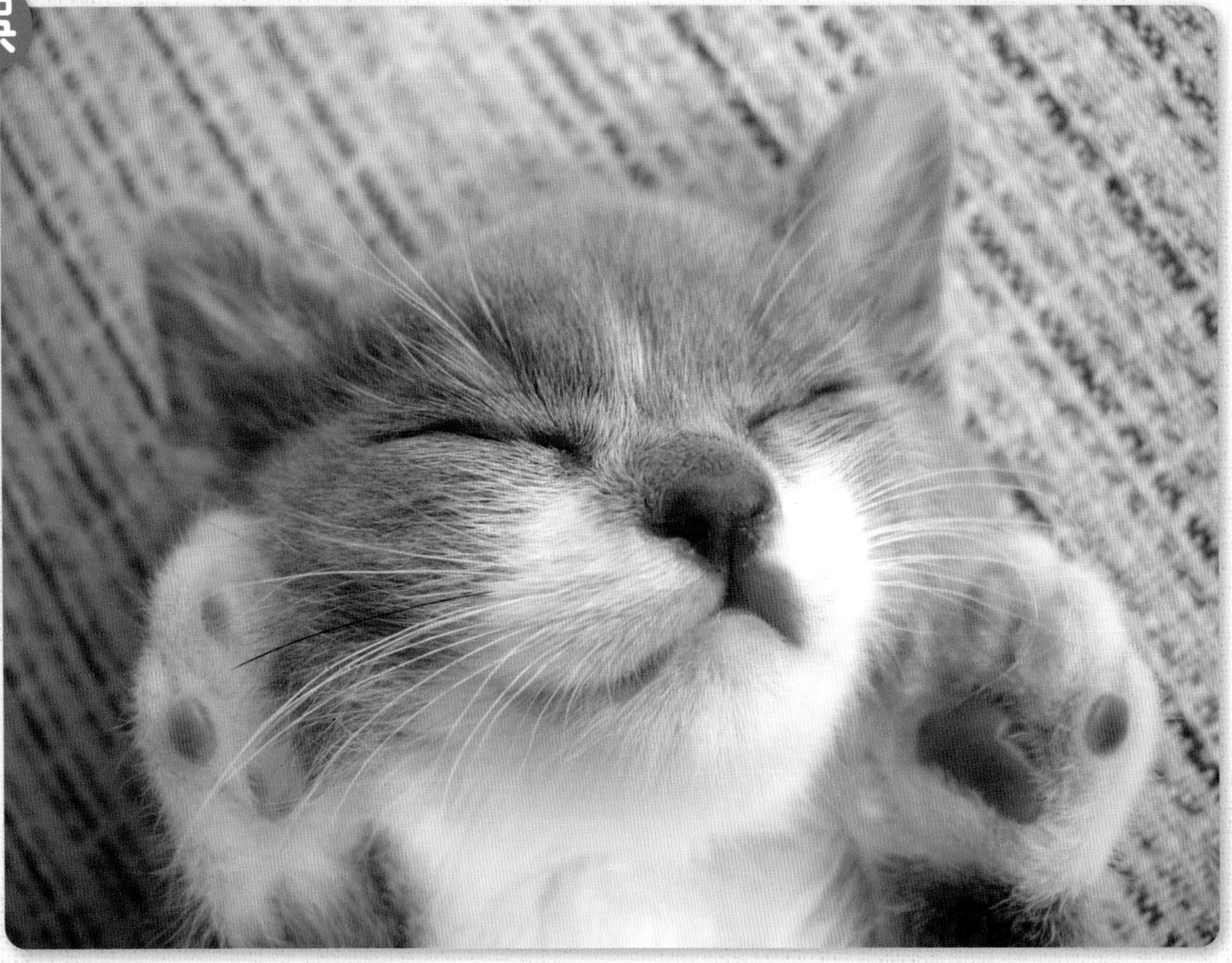

➡解答は64ページ

2 読み聞かせねこ

ママぁ～
今日はももたろう
読んでぇ～

1分で見つけた数	個
全部見つけるまでの時間	分　秒

正

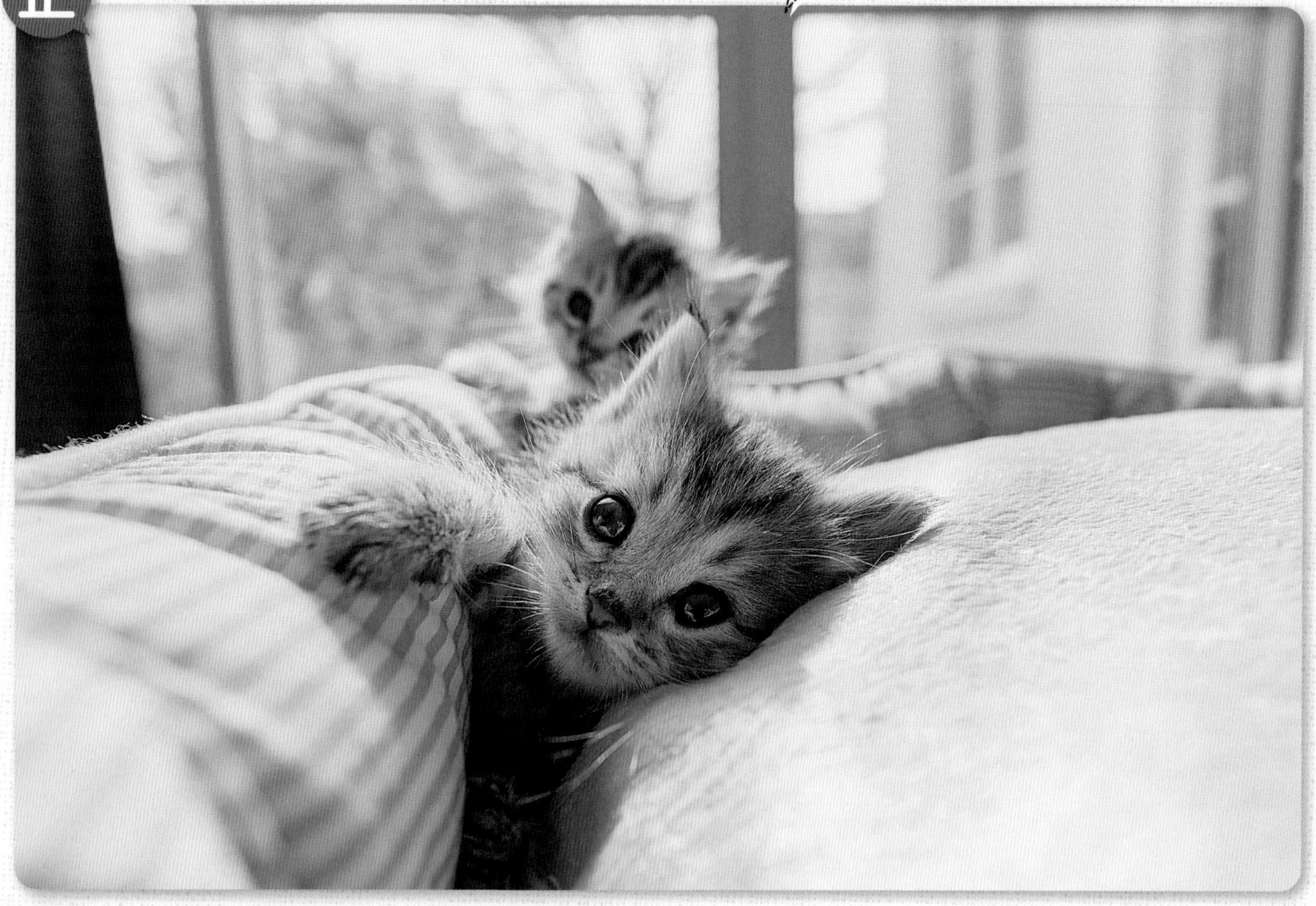

誤　まちがいは５つ。１分で探してにゃ。

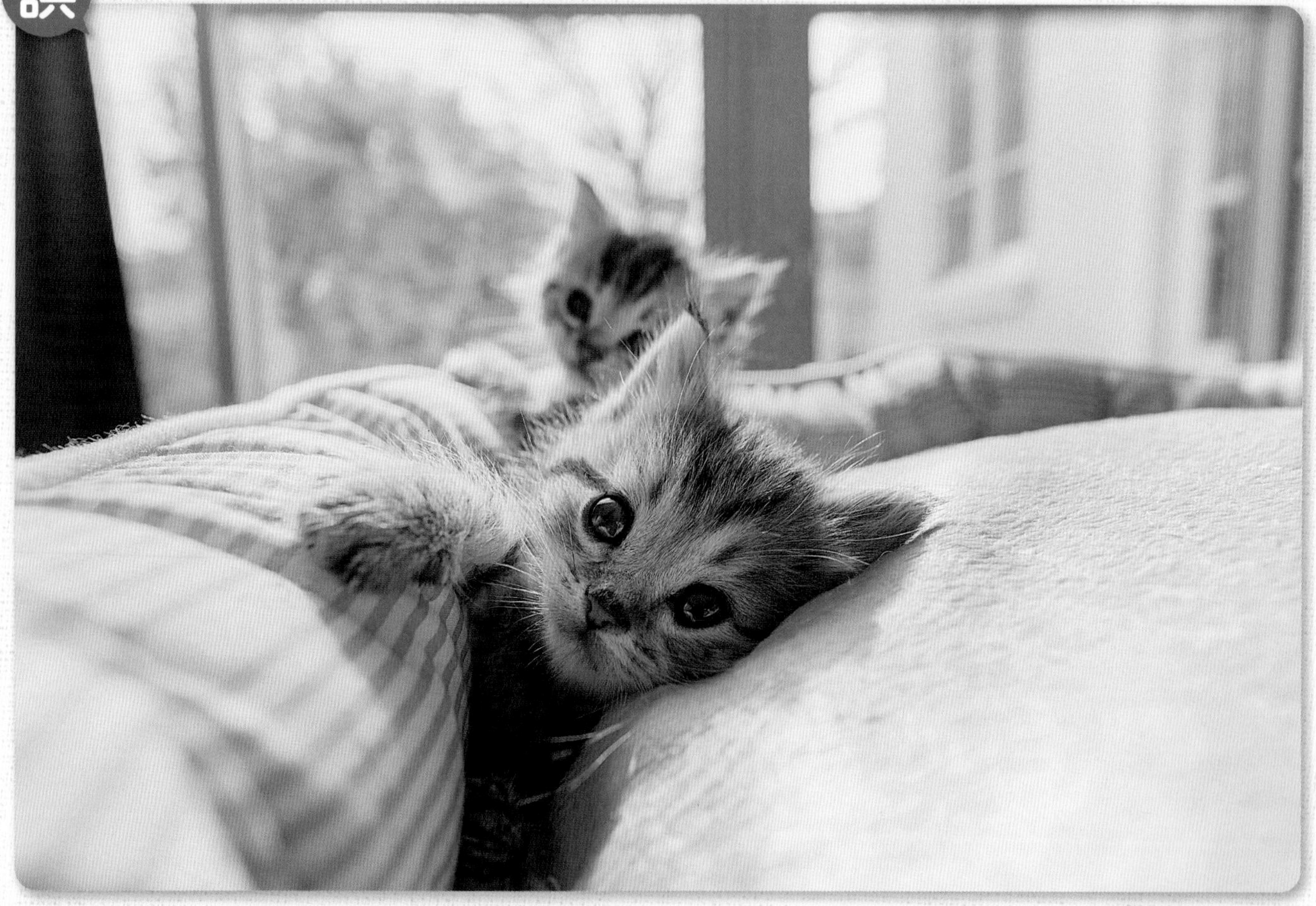

➡解答は64ページ

3 アルプスのにゃんこ

1分で見つけた数	個
全部見つけるまでの時間	分　秒

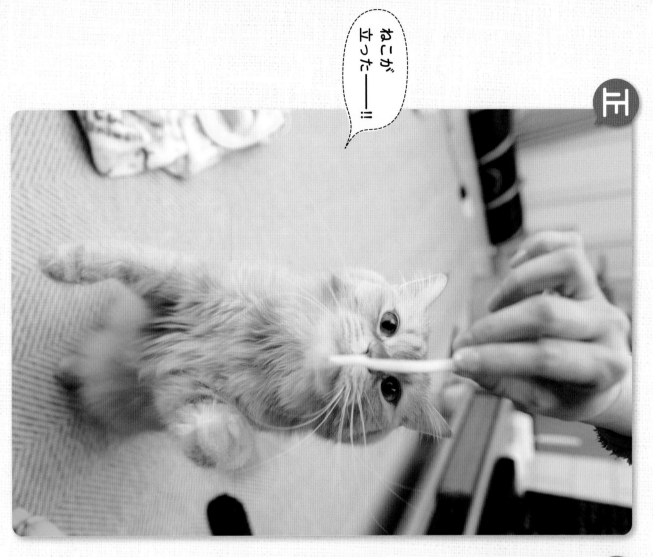

ねこが
立った——!!

正

誤

まちがいは5つ。1分で探してにゃ。

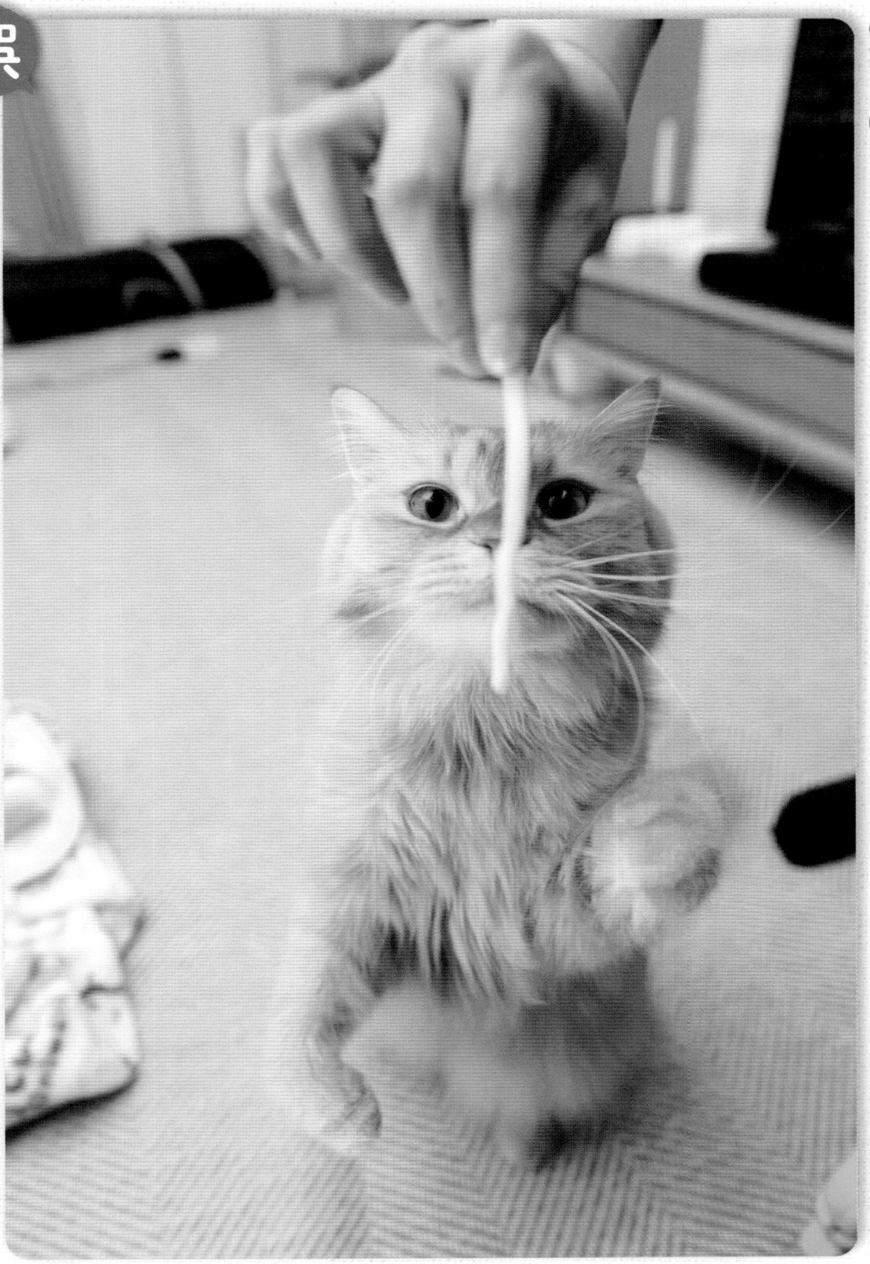

➡解答は64ページ

4 ないしょねこ

うふふ♡
それはちょっと秘密よ

1分で見つけた数	個
全部見つけるまでの時間	分　秒

正

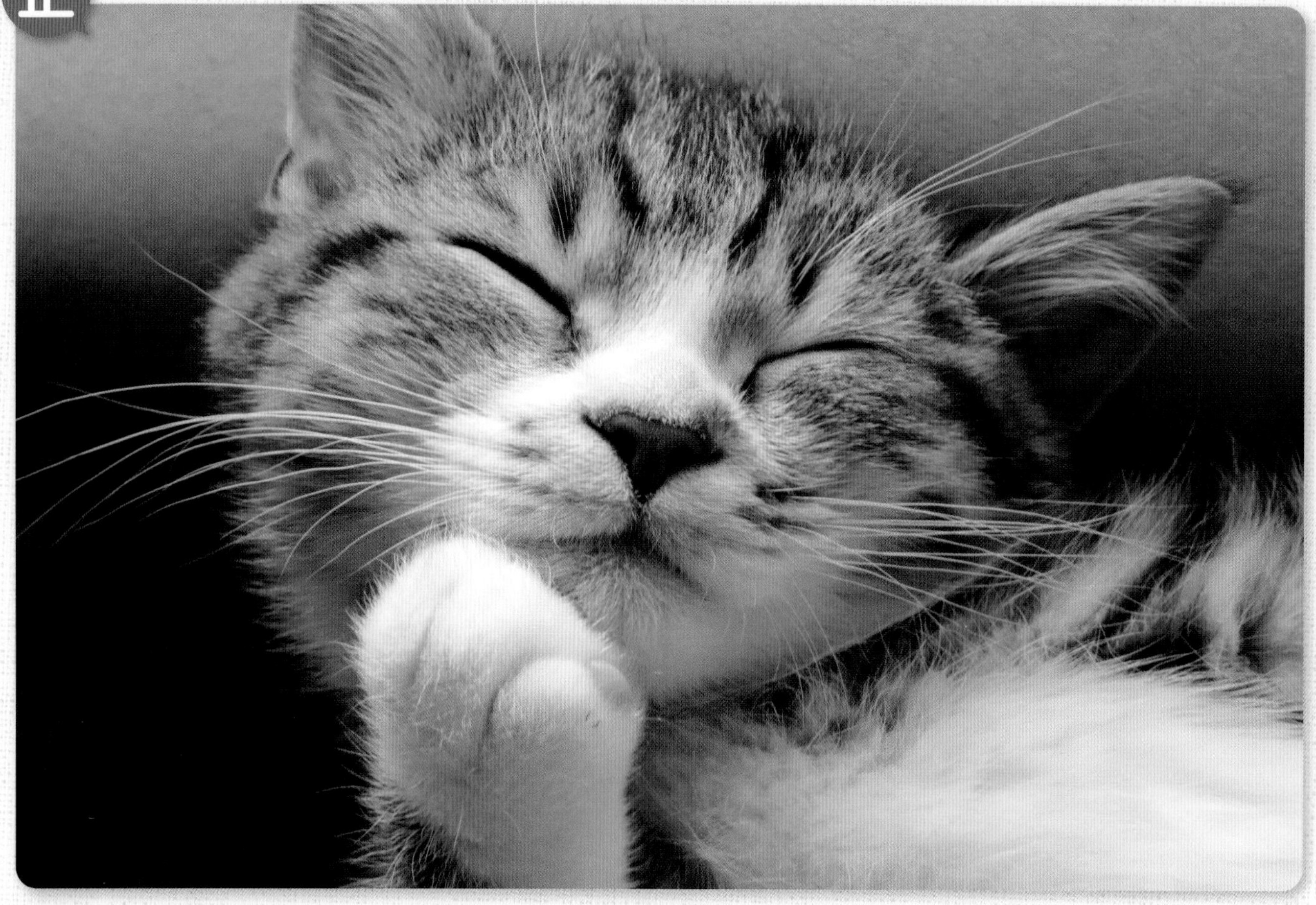

誤　まちがいは5つ。1分で探してにゃ。

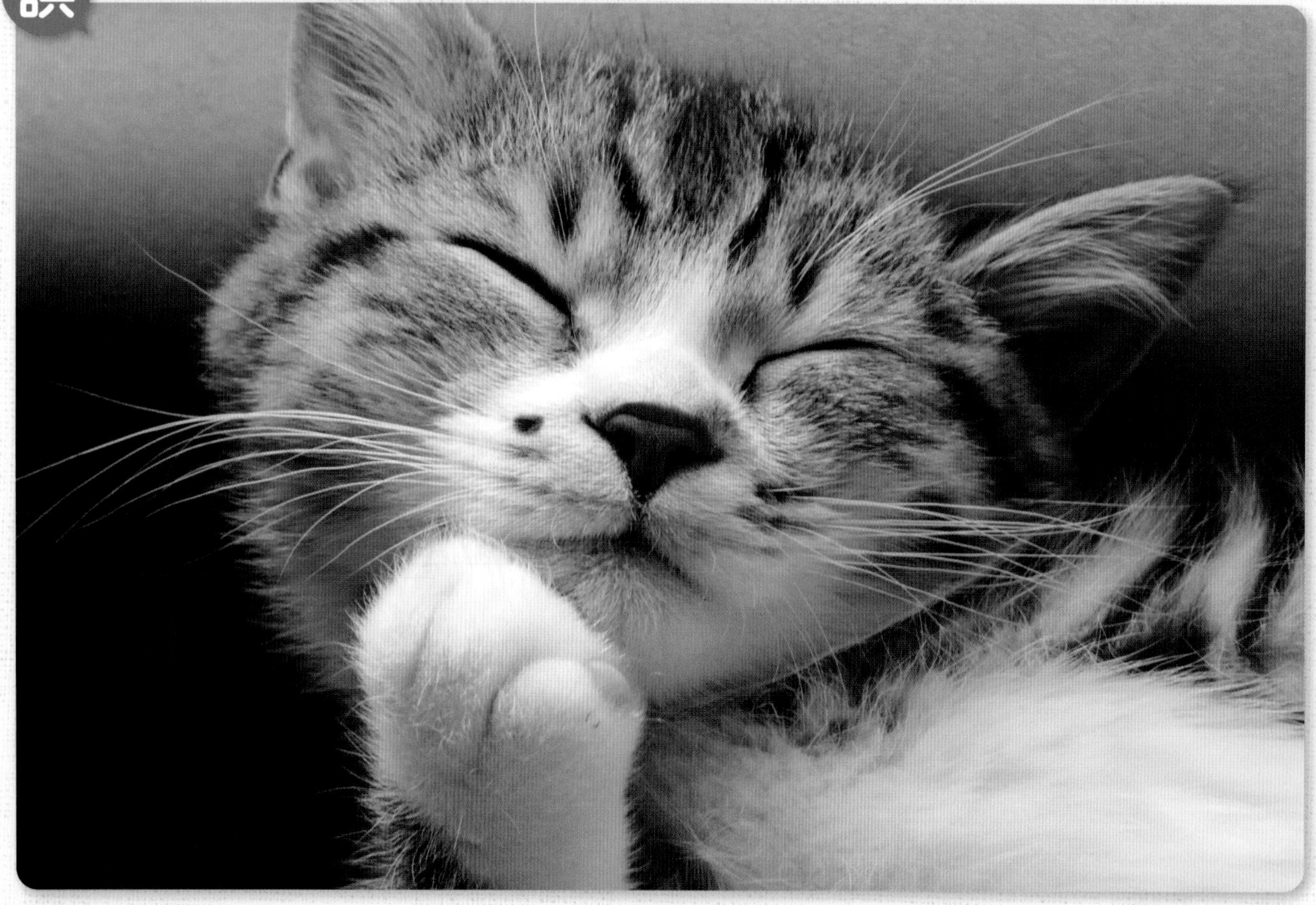

➡解答は64ページ

5 お上品ねこ

ねこはね、
かわいいだけじゃないの

正

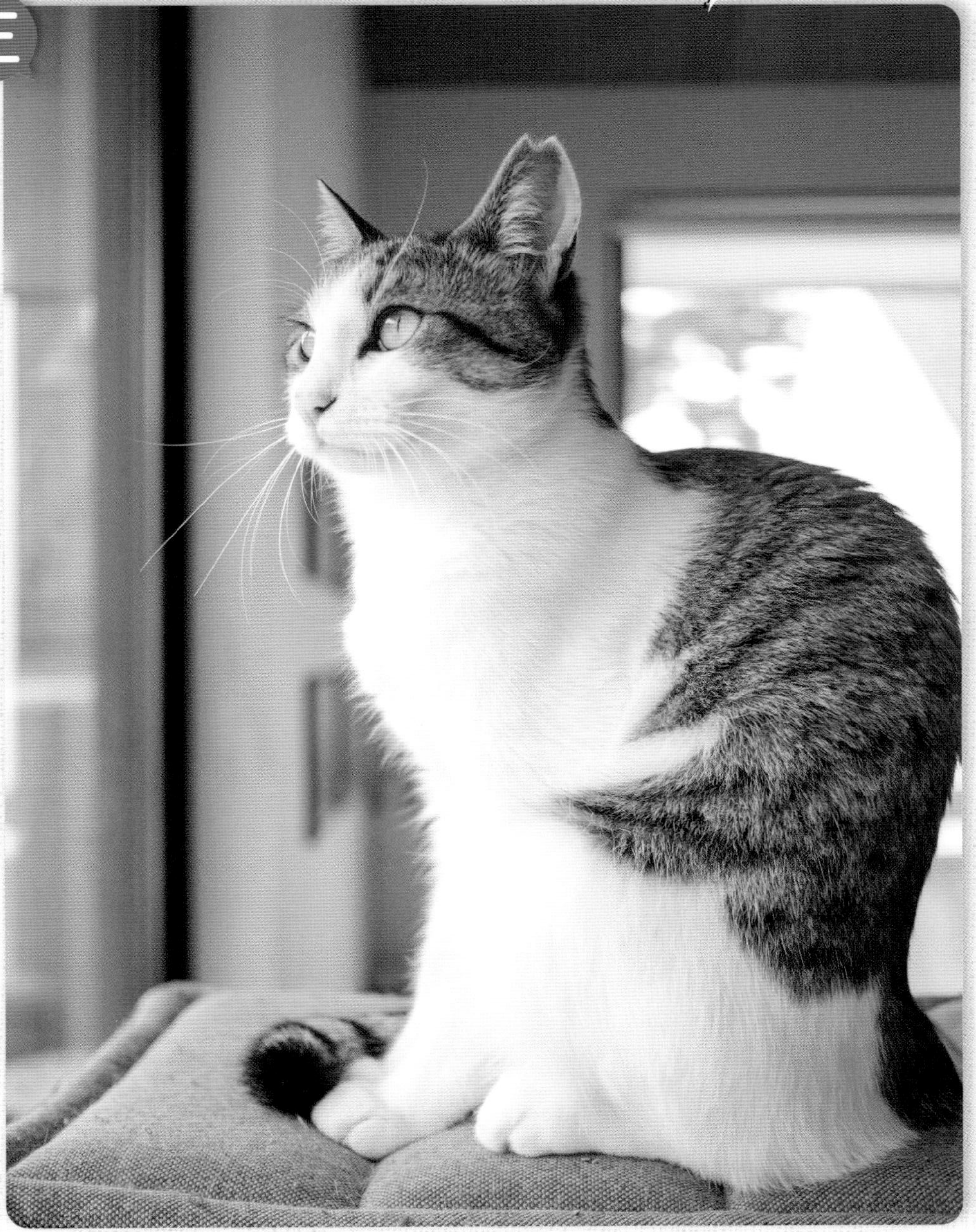

まちがいは5つ。1分で探してにゃ。

誤

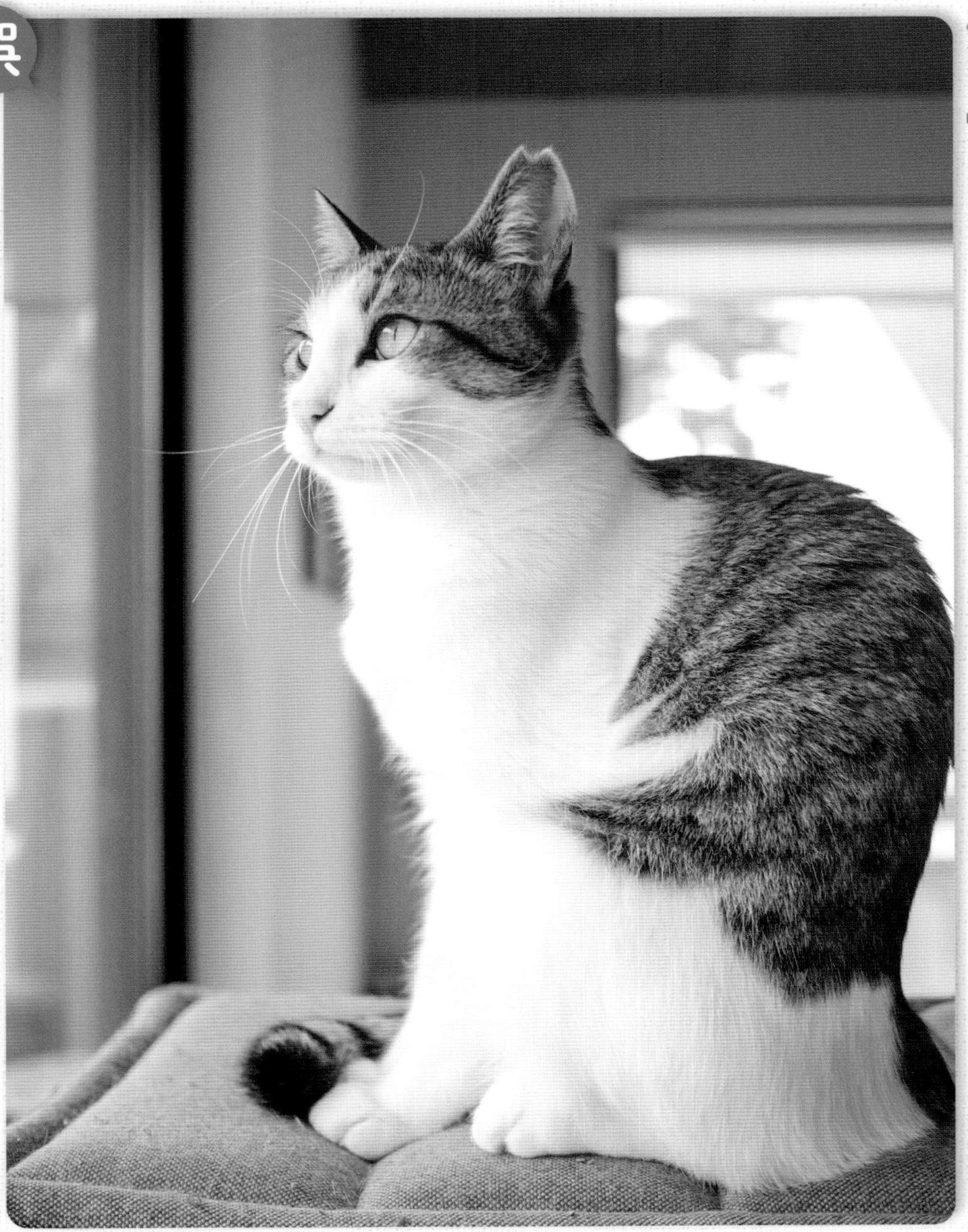

1分で見つけた数	個
全部見つけるまでの時間	分　秒

➡解答は64ページ

6 黄門様ねこ

1分で見つけた数	個
全部見つけるまでの時間	分　秒

この肉球が
目に入らぬ
かーっ!!

正

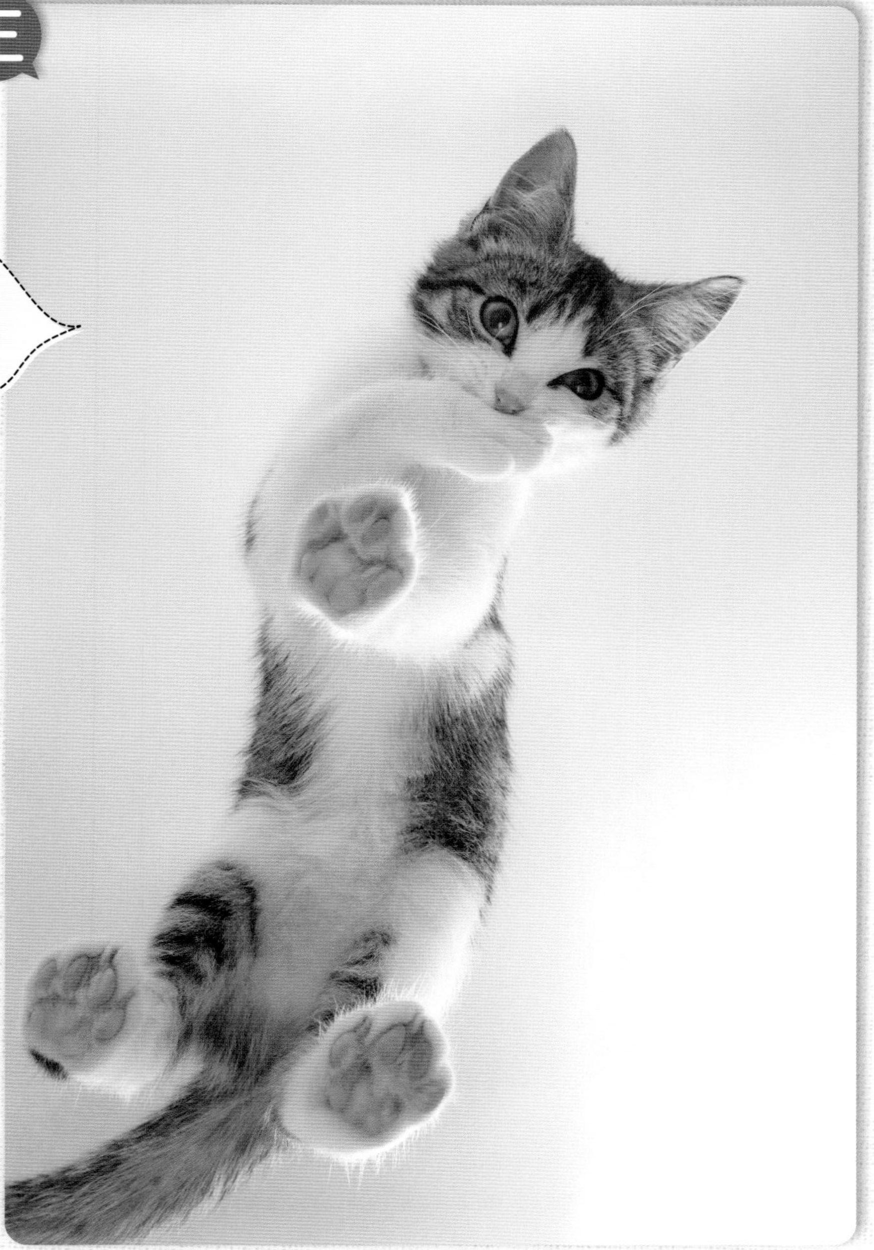

誤

まちがいは5つ。1分で探してにゃ。

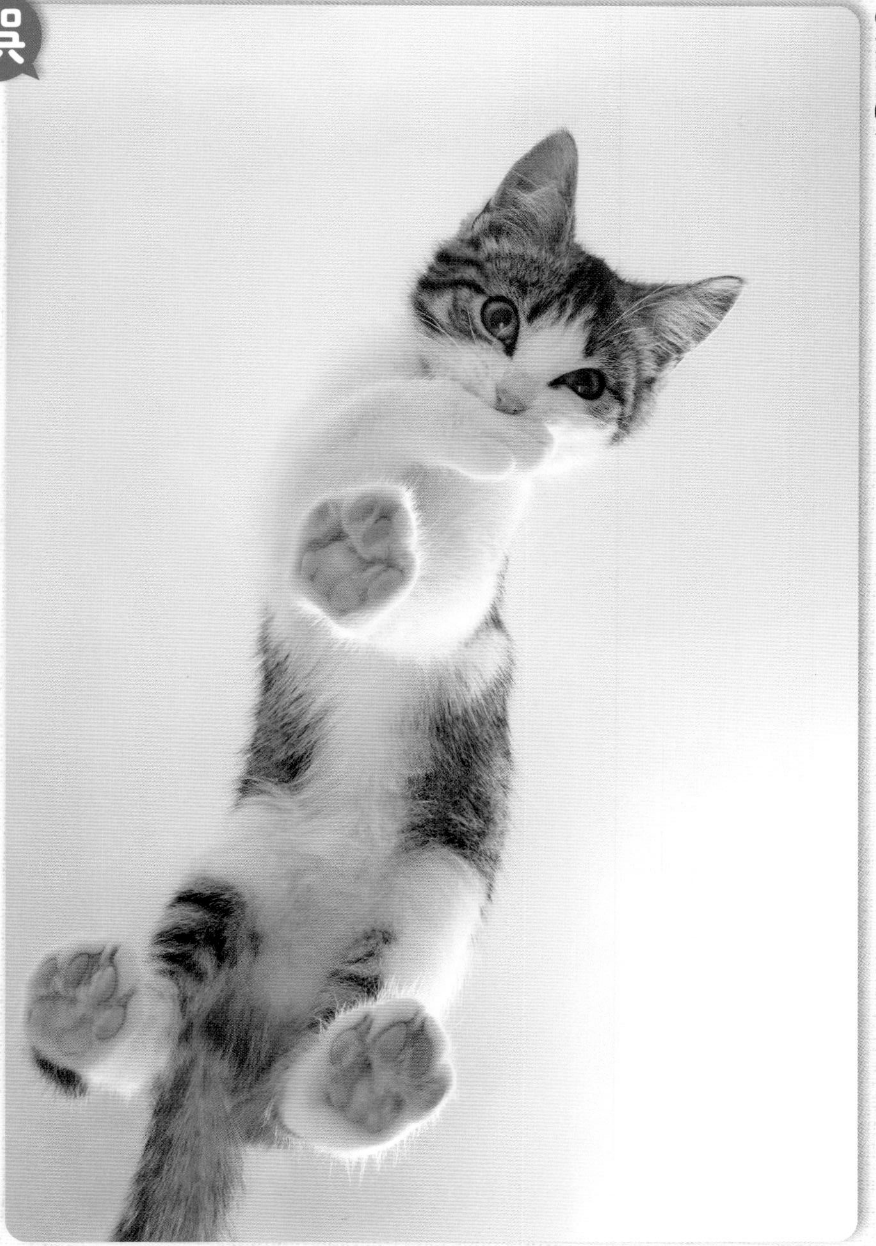

➡解答は64ページ

7 採寸ねこ

股下ですか？　いえ、
見栄はってませんけど

1分で見つけた数	個
全部見つけるまでの時間	分　秒

正

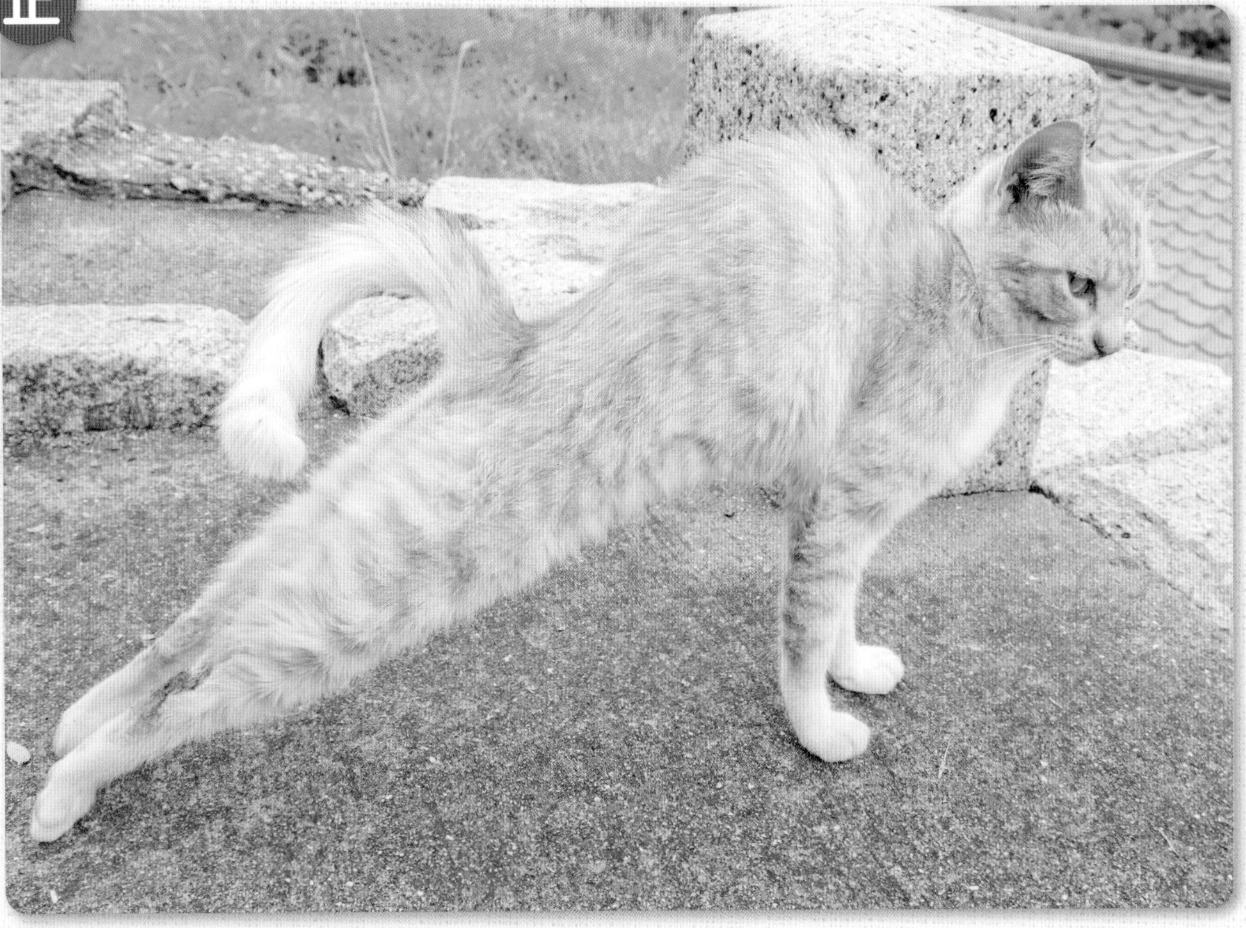

誤　まちがいは５つ。１分で探してにゃ。

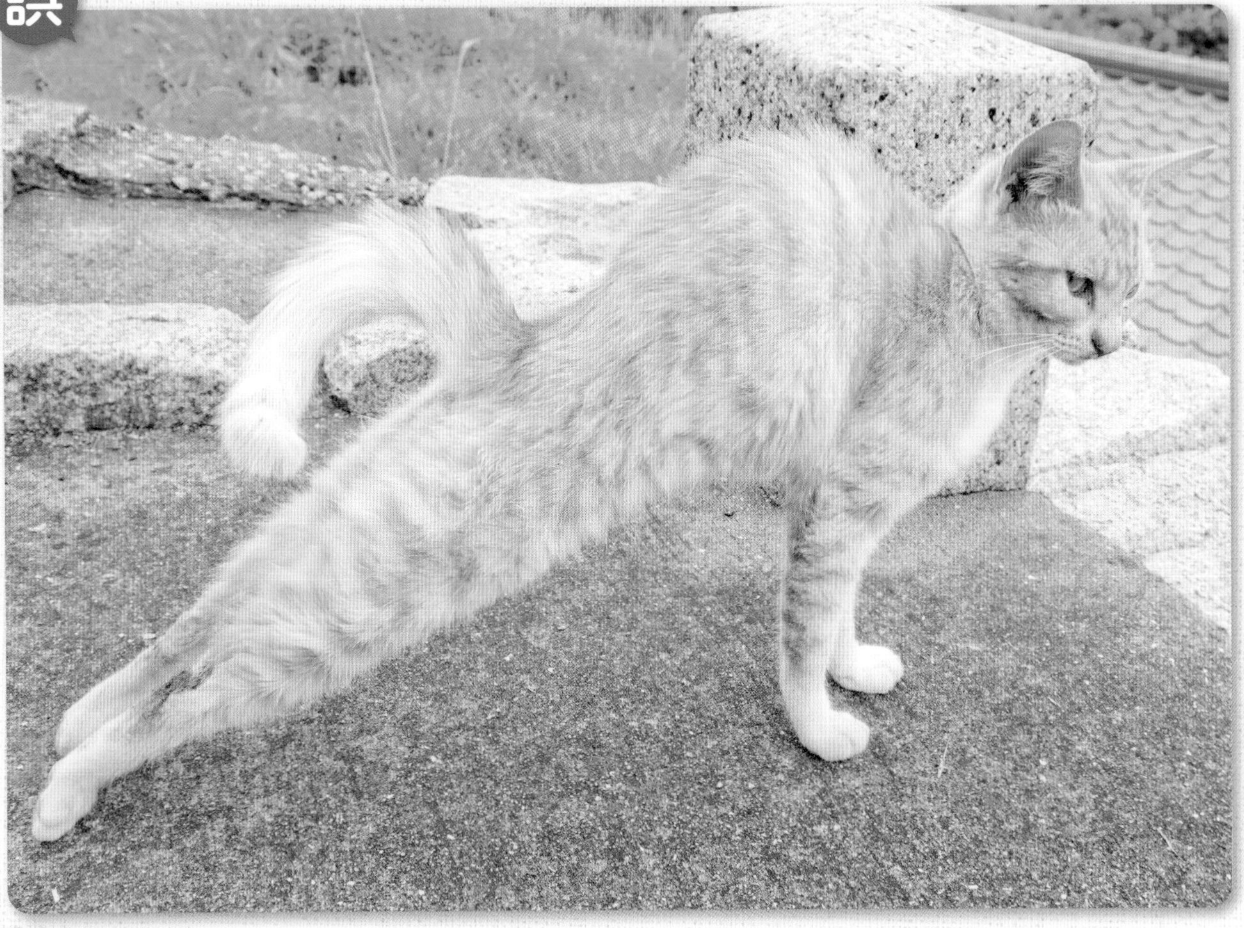

➡解答は65ページ

8 気遣いねこ

小さいベッドだと
手を置く位置に
気を遣うにゃ

1分で見つけた数	個
全部見つけるまでの時間	分　秒

正

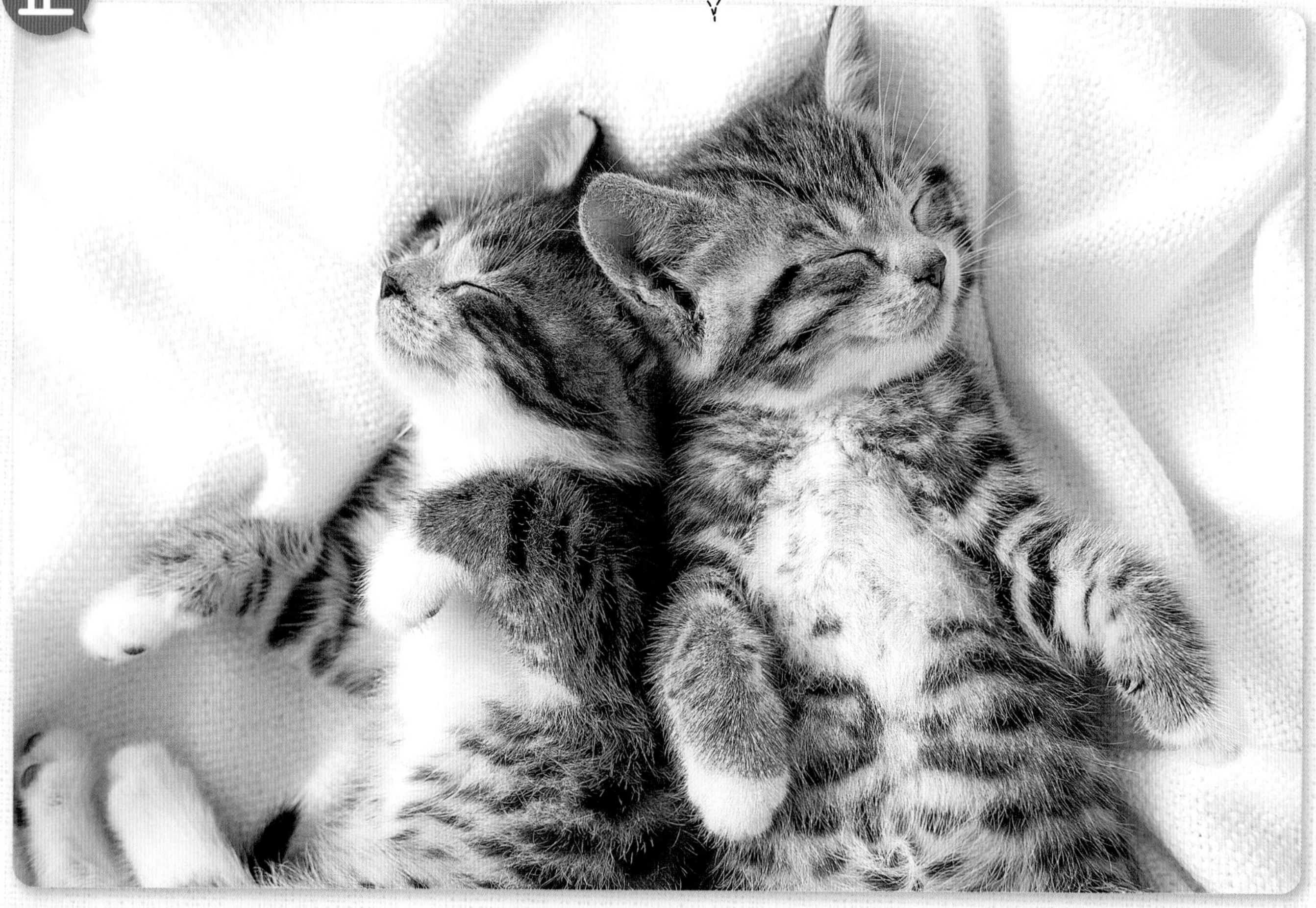

誤 まちがいは5つ。1分で探してにゃ。

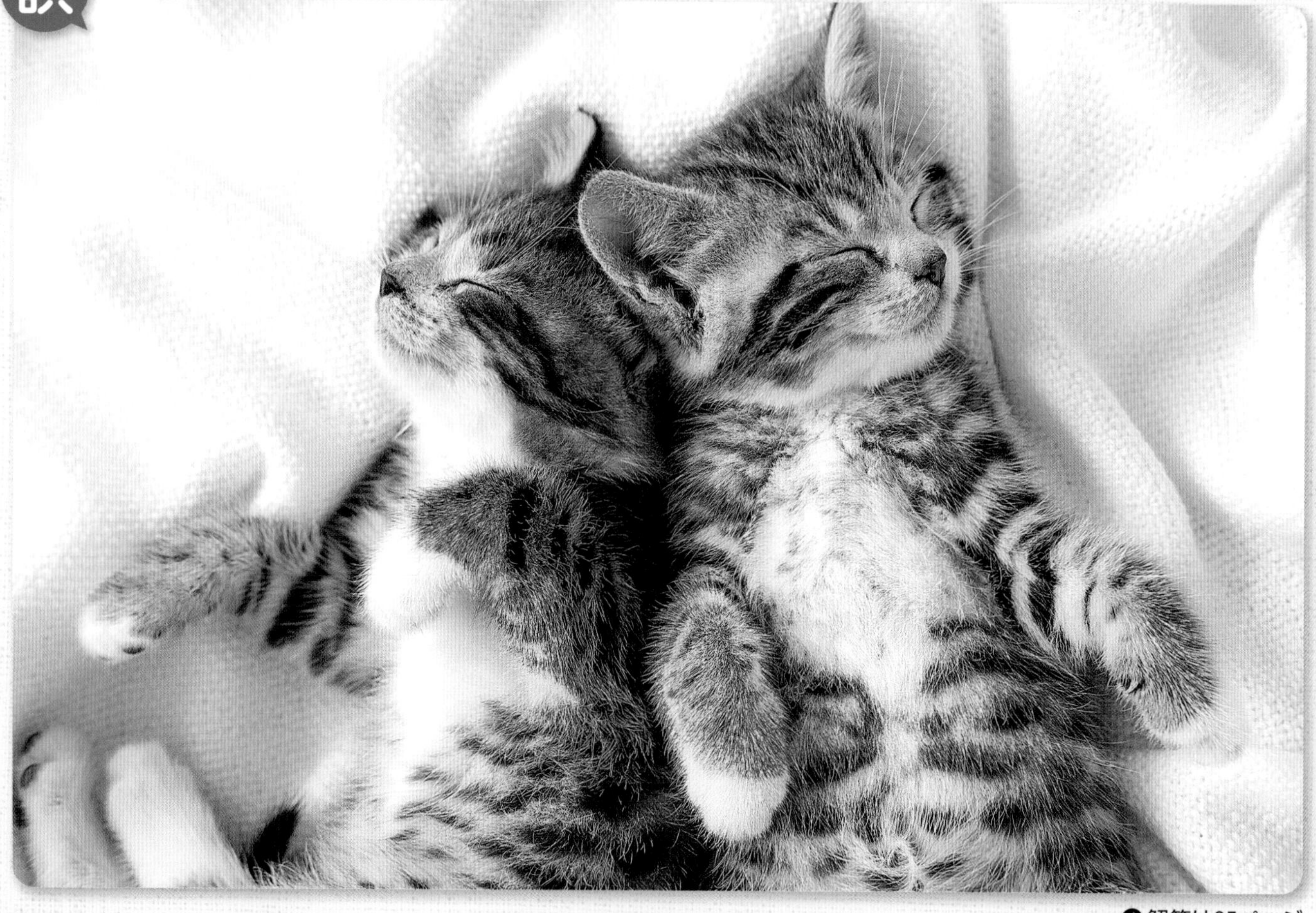

➡解答は65ページ

9 やわらかねこ

この体勢から次は左手で
黄色の丸にタッチ？
余裕にゃ〜

1分で見つけた数	個
全部見つけるまでの時間	分　秒

正

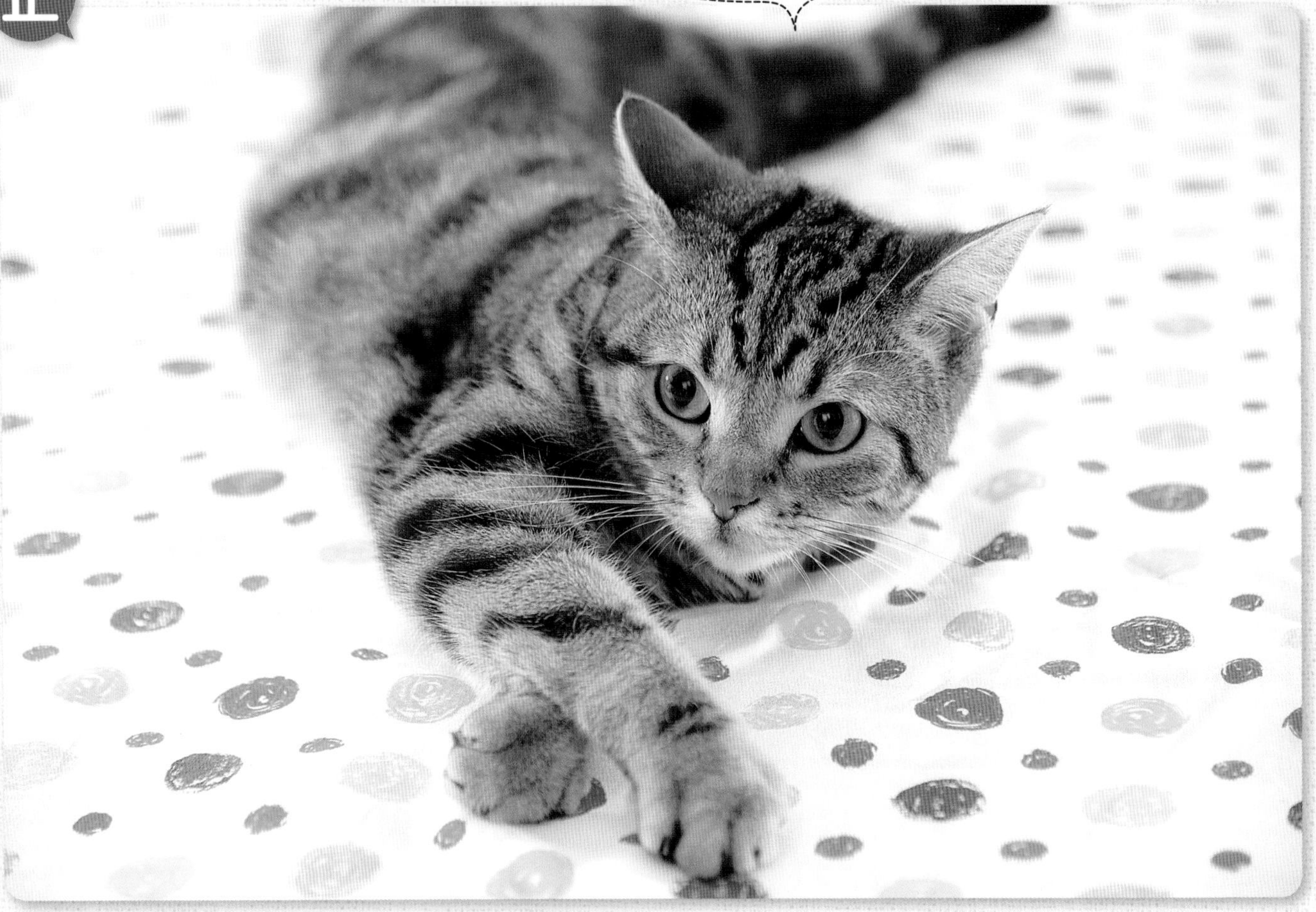

誤　まちがいは５つ。１分で探してにゃ。

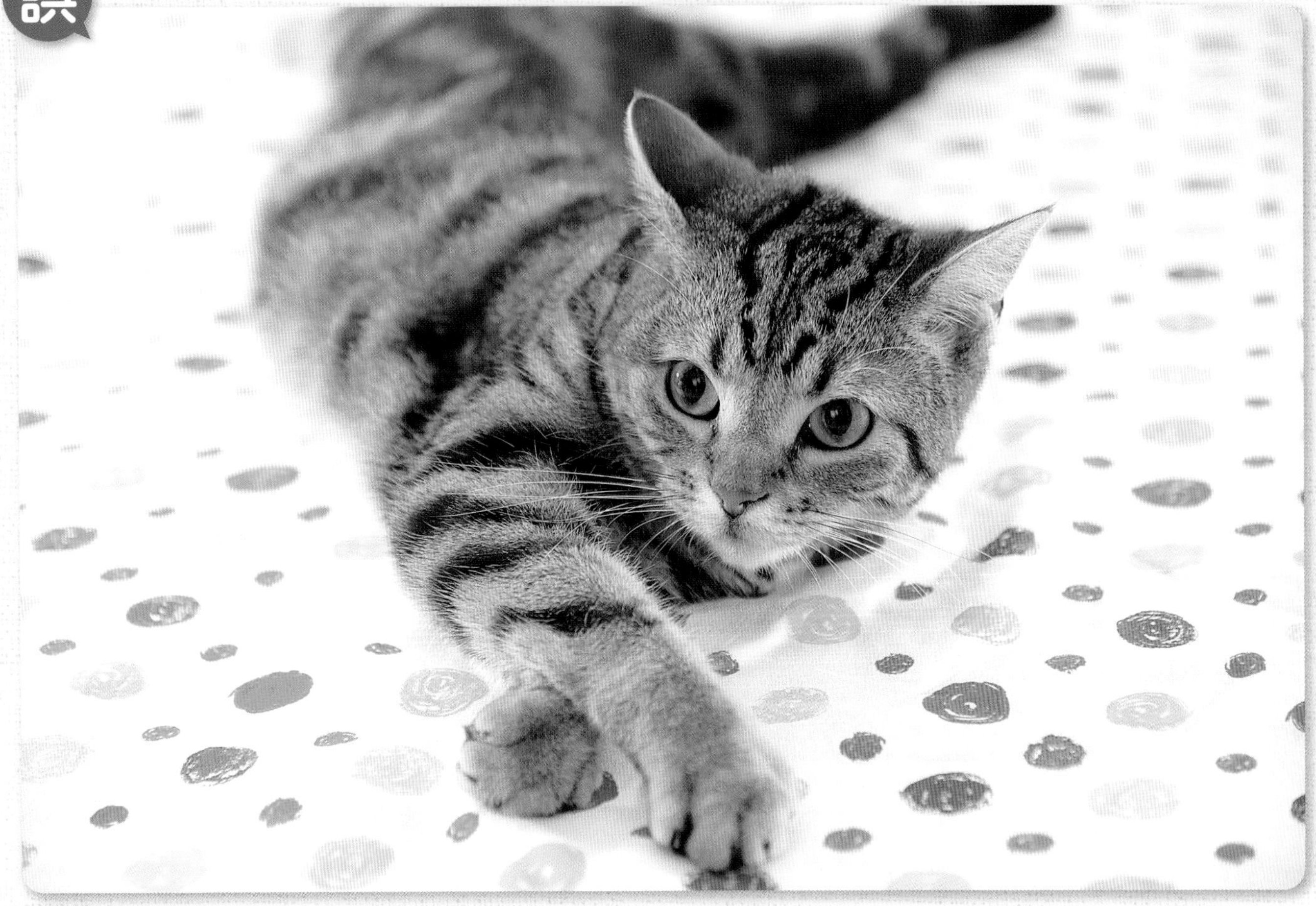

➡解答は65ページ

10 待機ねこ

やっとご主人が
押し入れから
コタツを出したにゃ

1分で見つけた数	個
全部見つけるまでの時間	分　秒

正

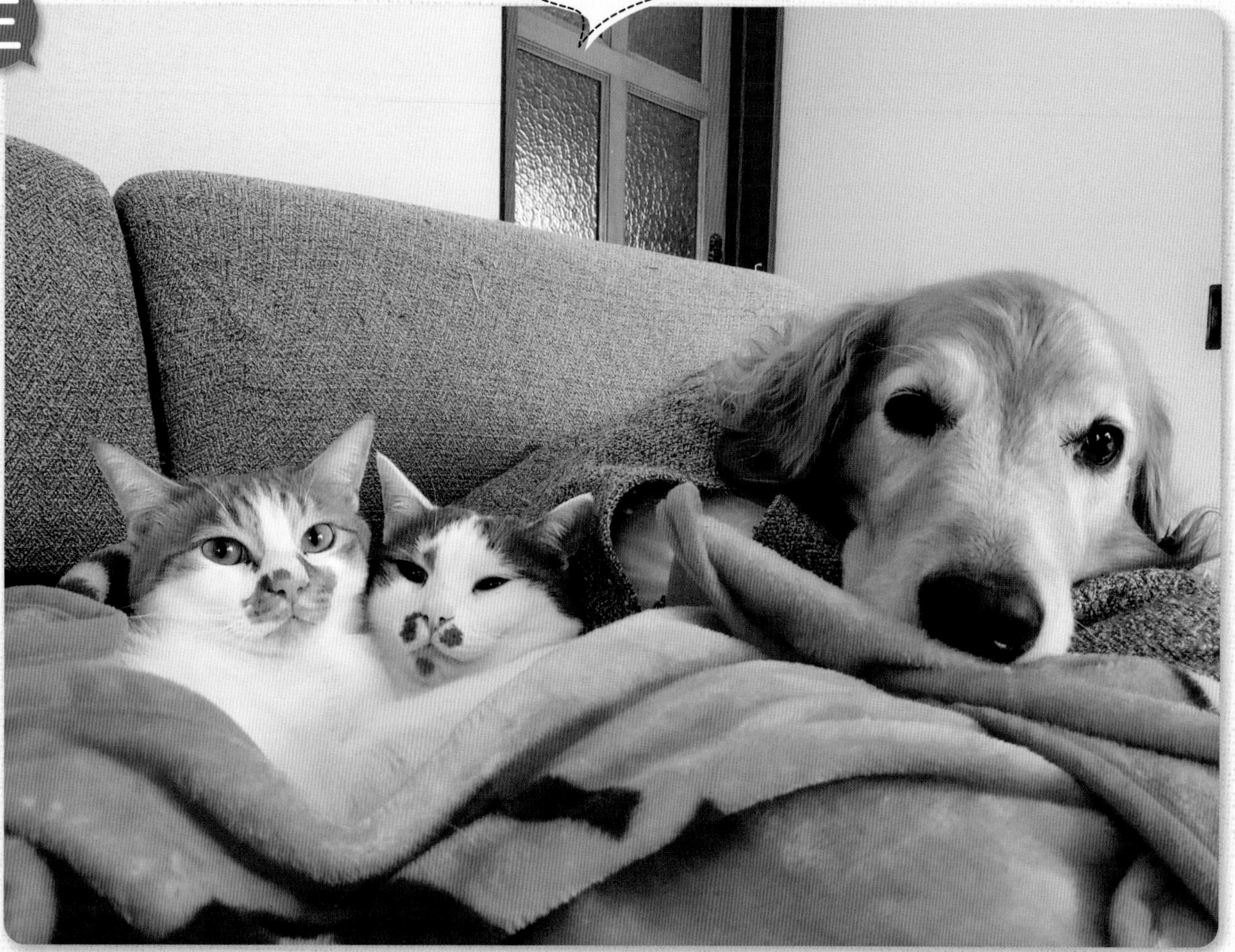

誤

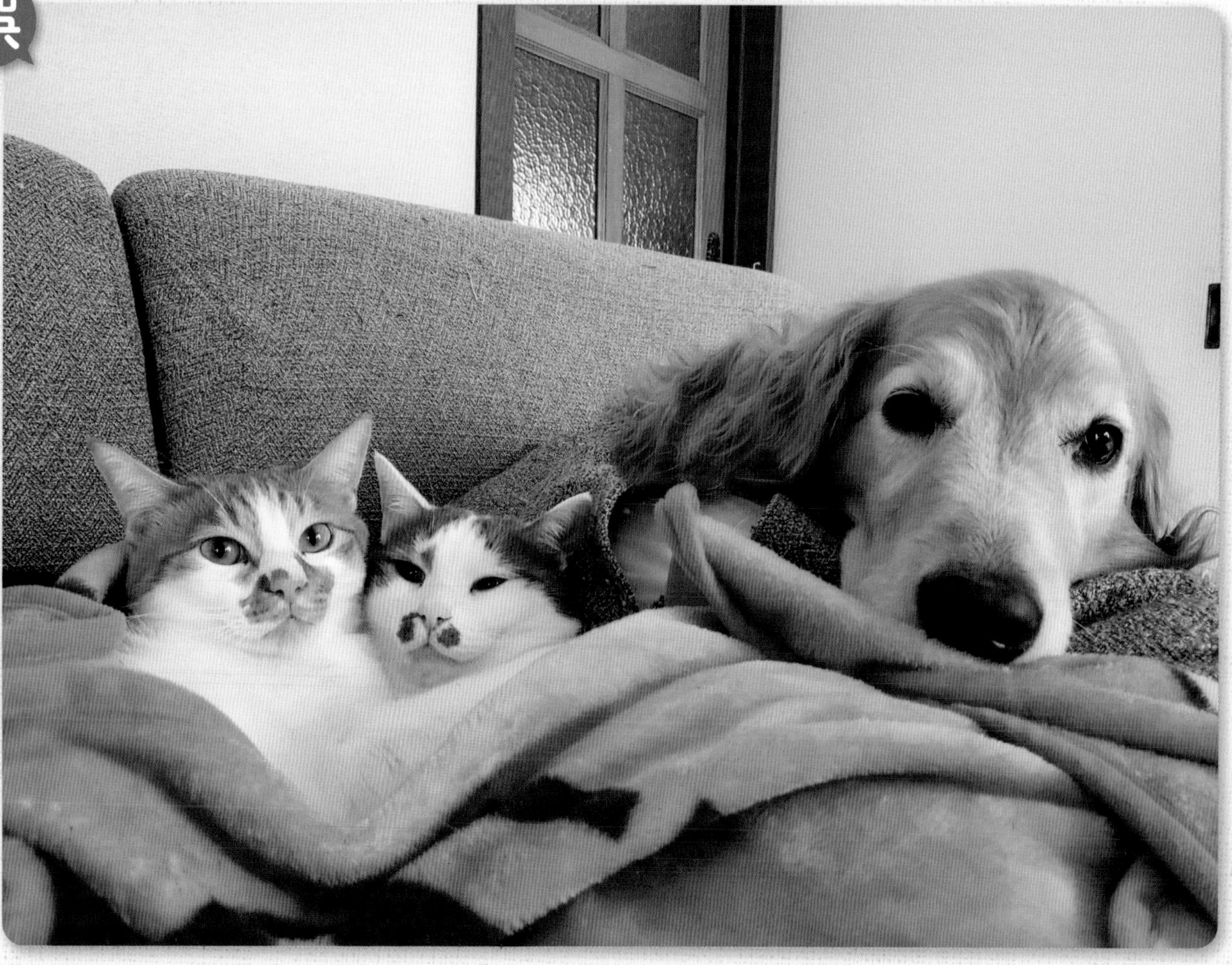

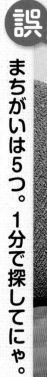

まちがいは5つ。1分で探してにゃ。

➡解答は65ページ

11 飛び起きねこ

いま、
チュー…って
いった？

1分で見つけた数	個
全部見つけるまでの時間	分　秒

正

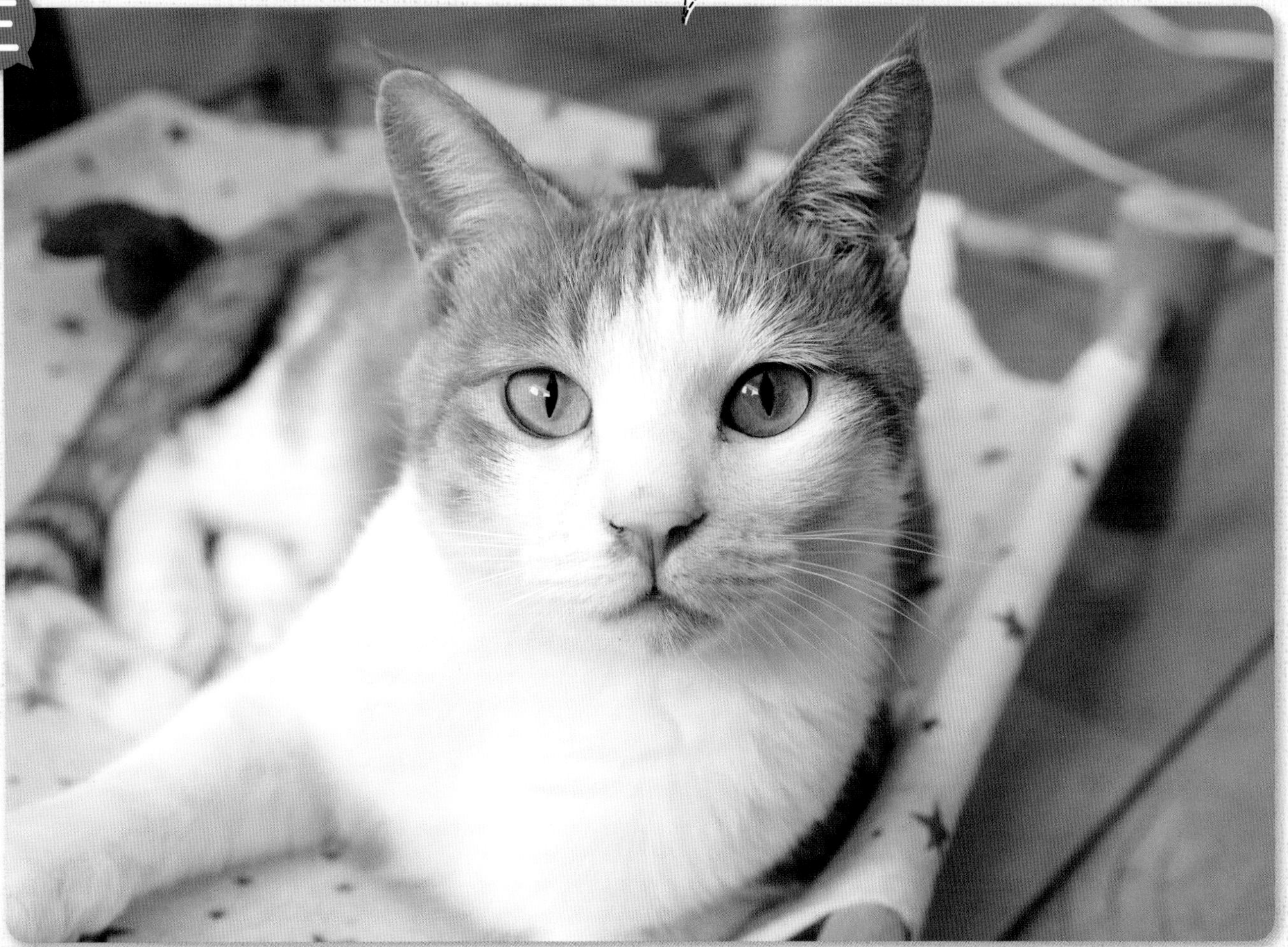

誤

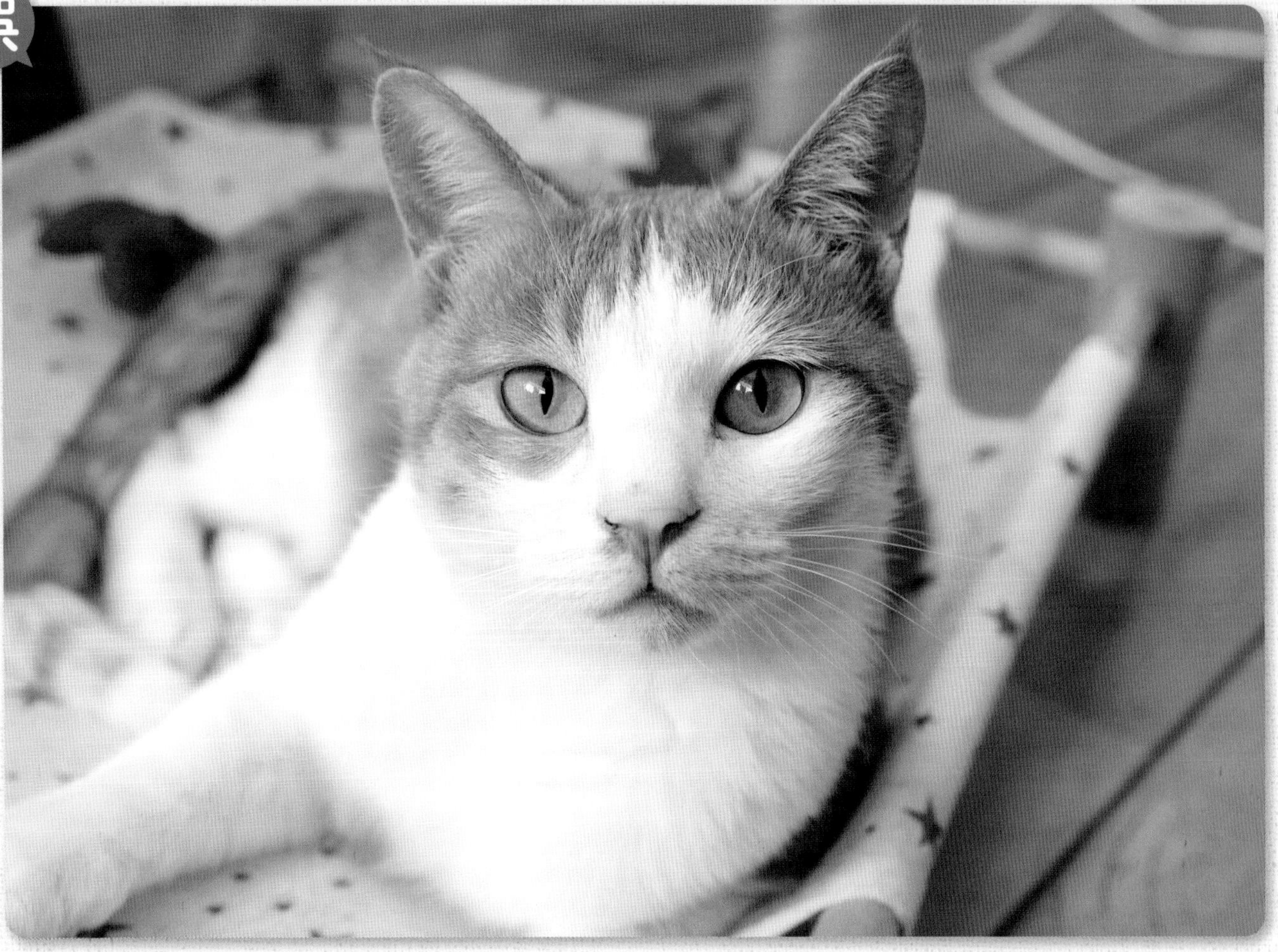

まちがいは5つ。1分で探してにゃ。

➡解答は65ページ

12 画家ねこ

もっと
緑をたらす！

1分で見つけた数	個
全部見つけるまでの時間	分　秒

正

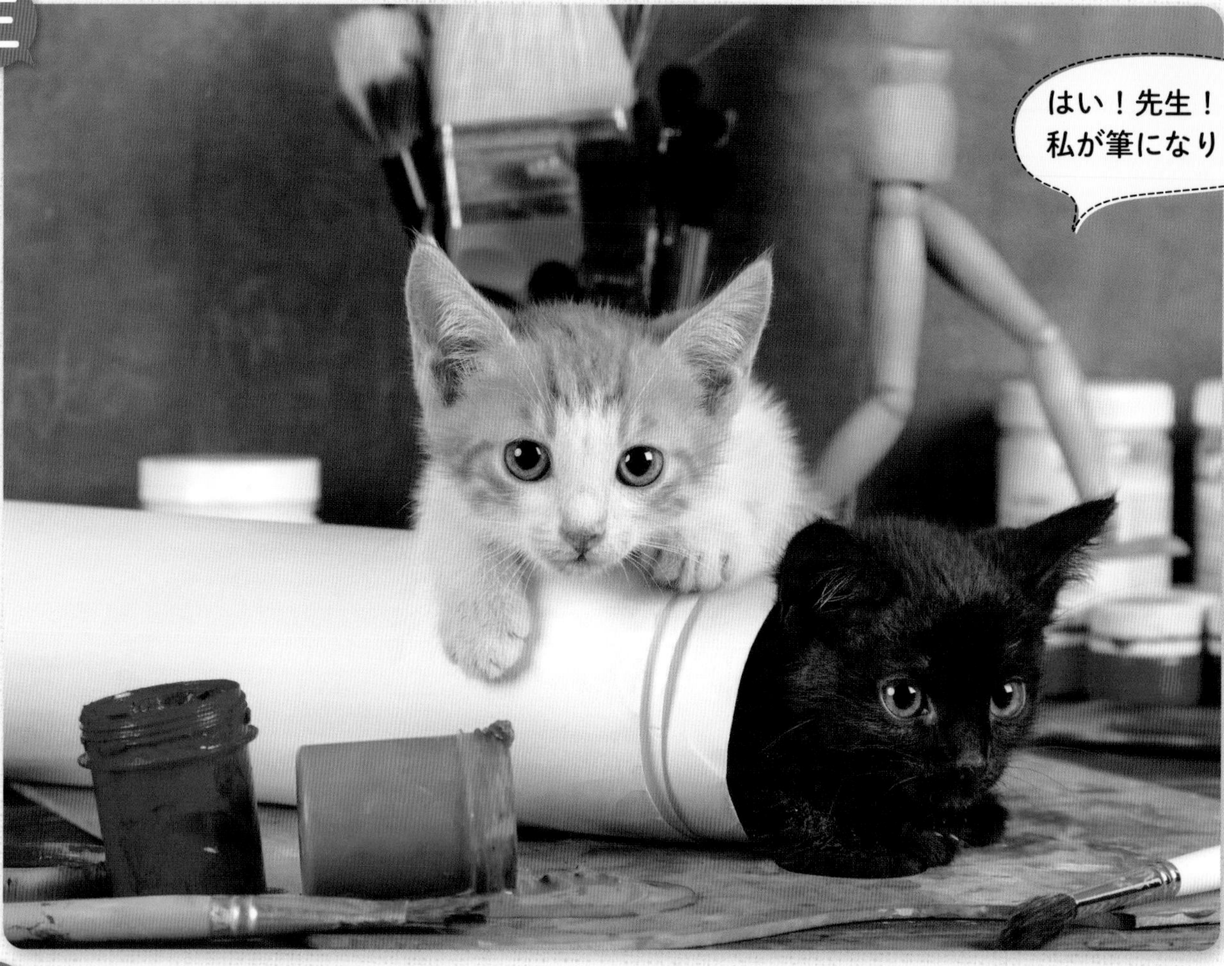

誤

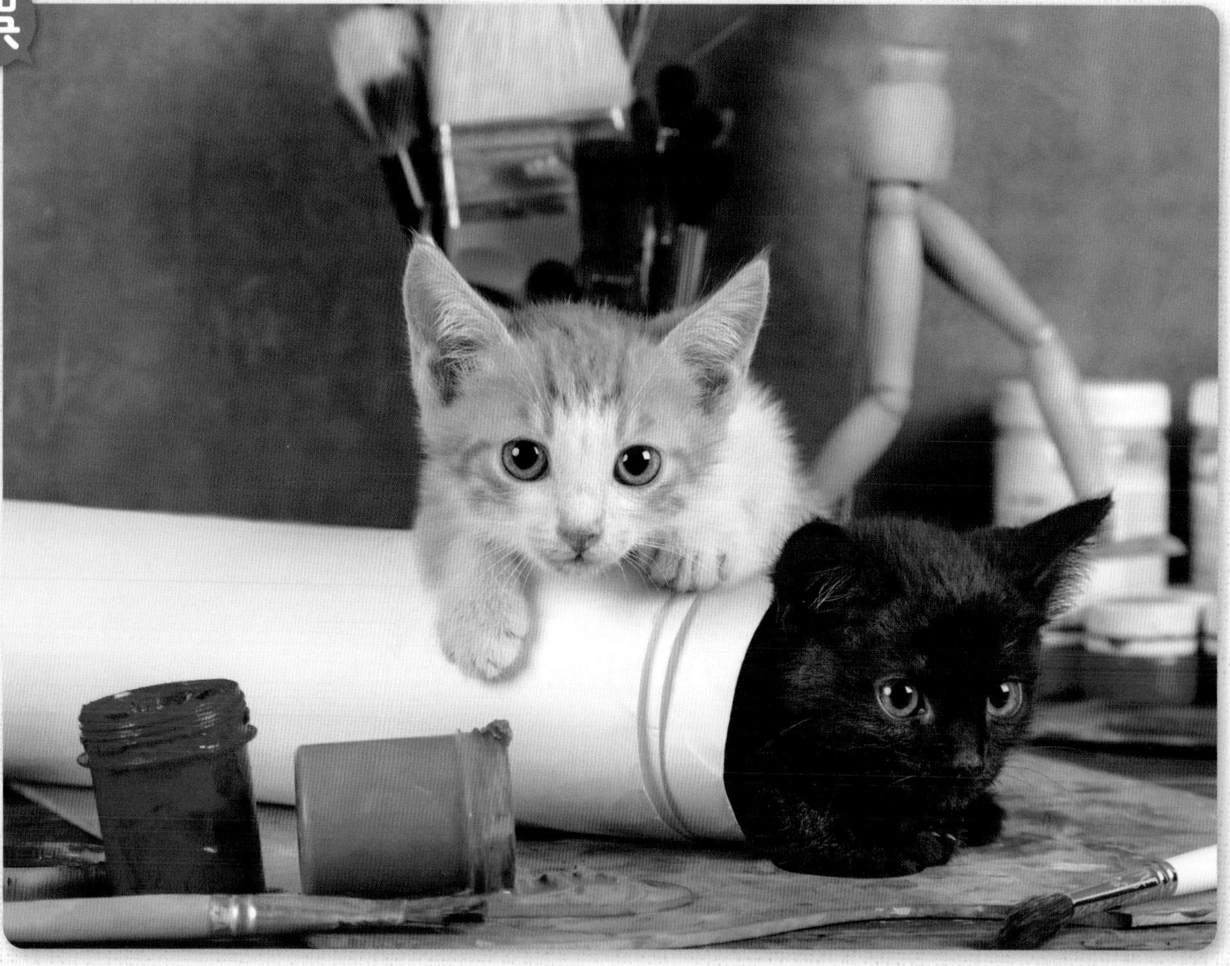

まちがいは5つ。1分で探してにゃ。

➡解答は65ページ

13 再現ねこ

いいか。
ご主人の午前中の
ようすはこうにゃ

1分で見つけた数	個
全部見つけるまでの時間	分　秒

正

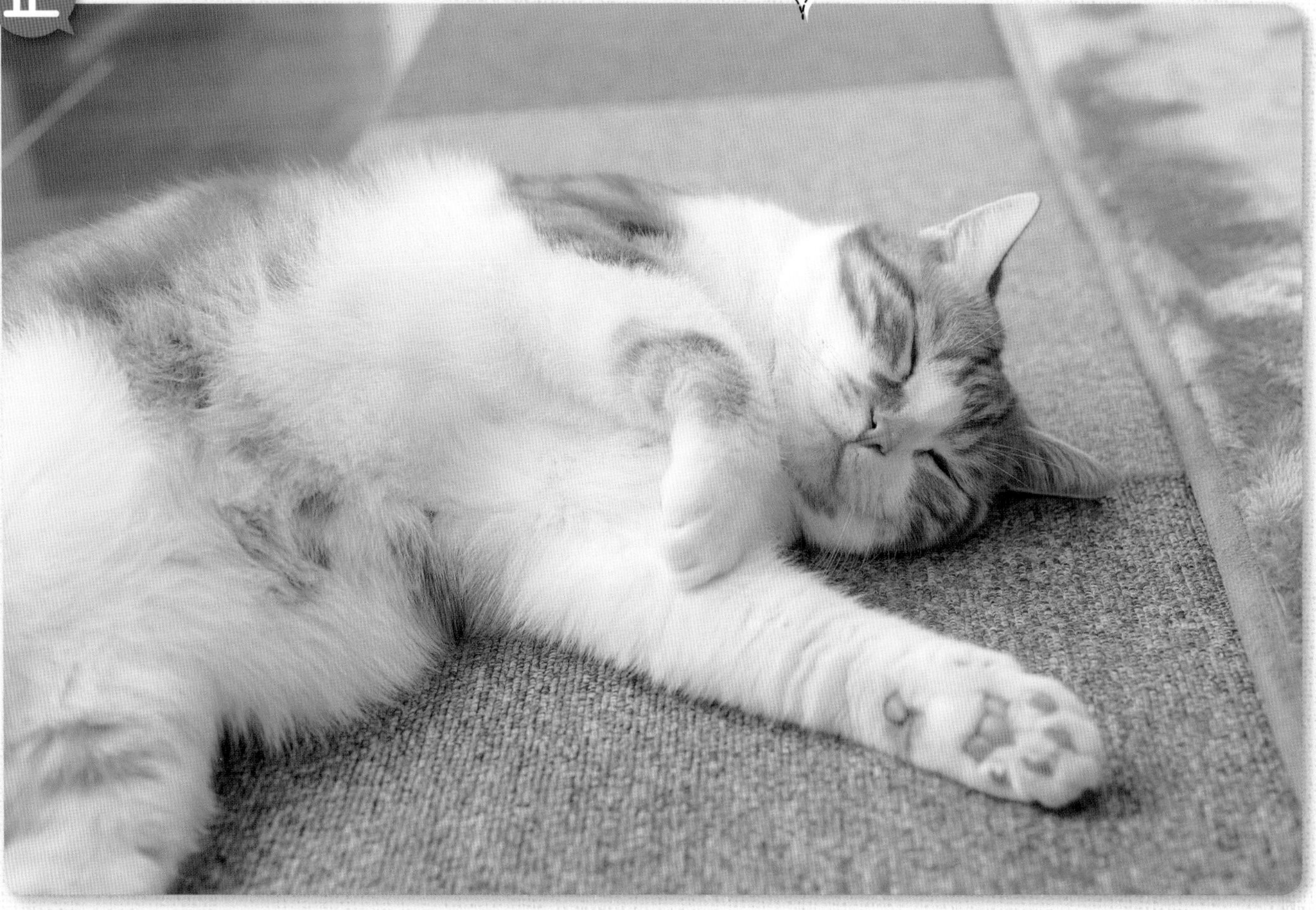

誤　まちがいは5つ。1分で探してにゃ。

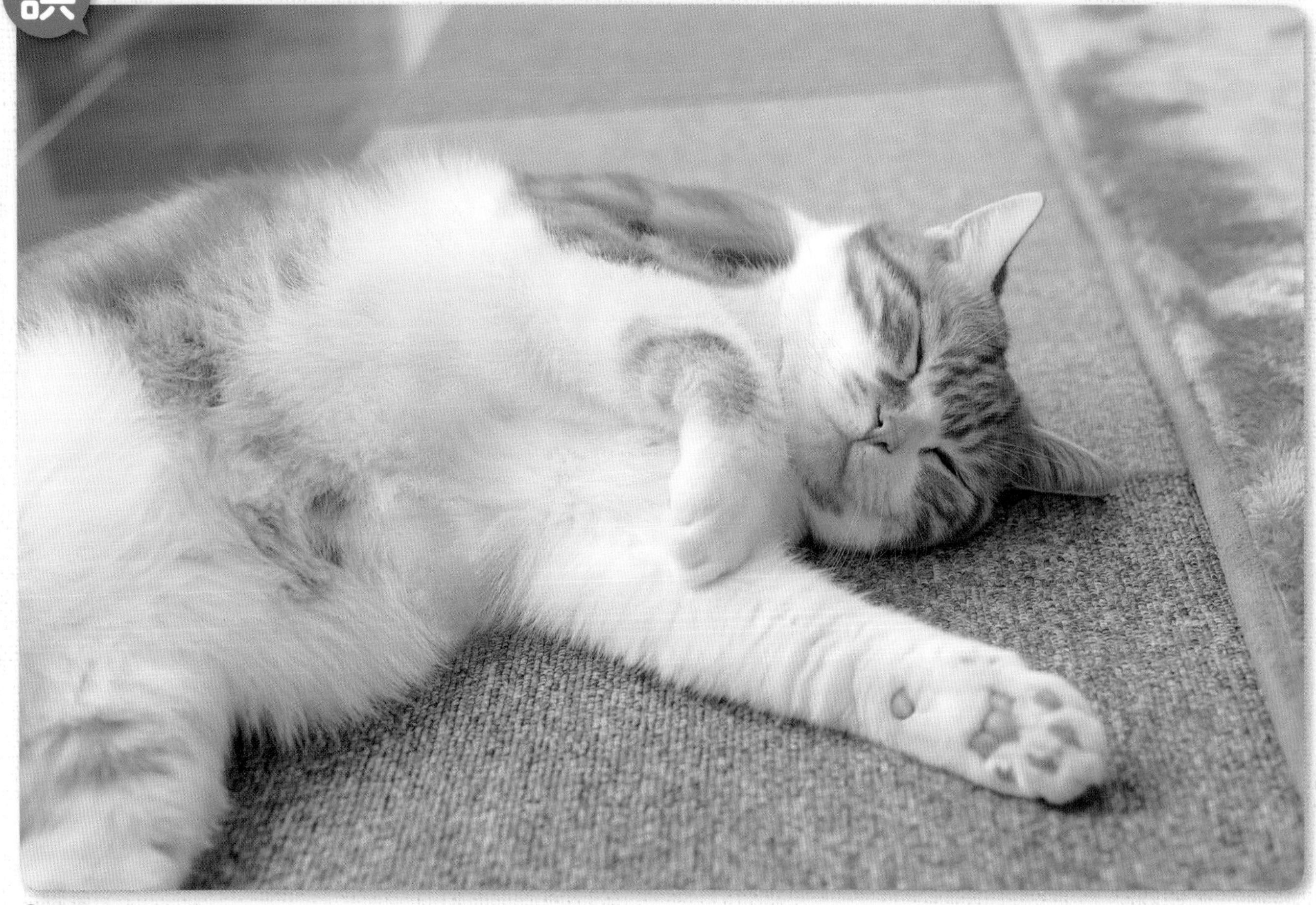

➡解答は65ページ

14 初心者ねこ

これでツメといで
いいんでちゅか？
また怒られまちぇん？

1分で見つけた数	個
全部見つけるまでの時間	分　秒

正

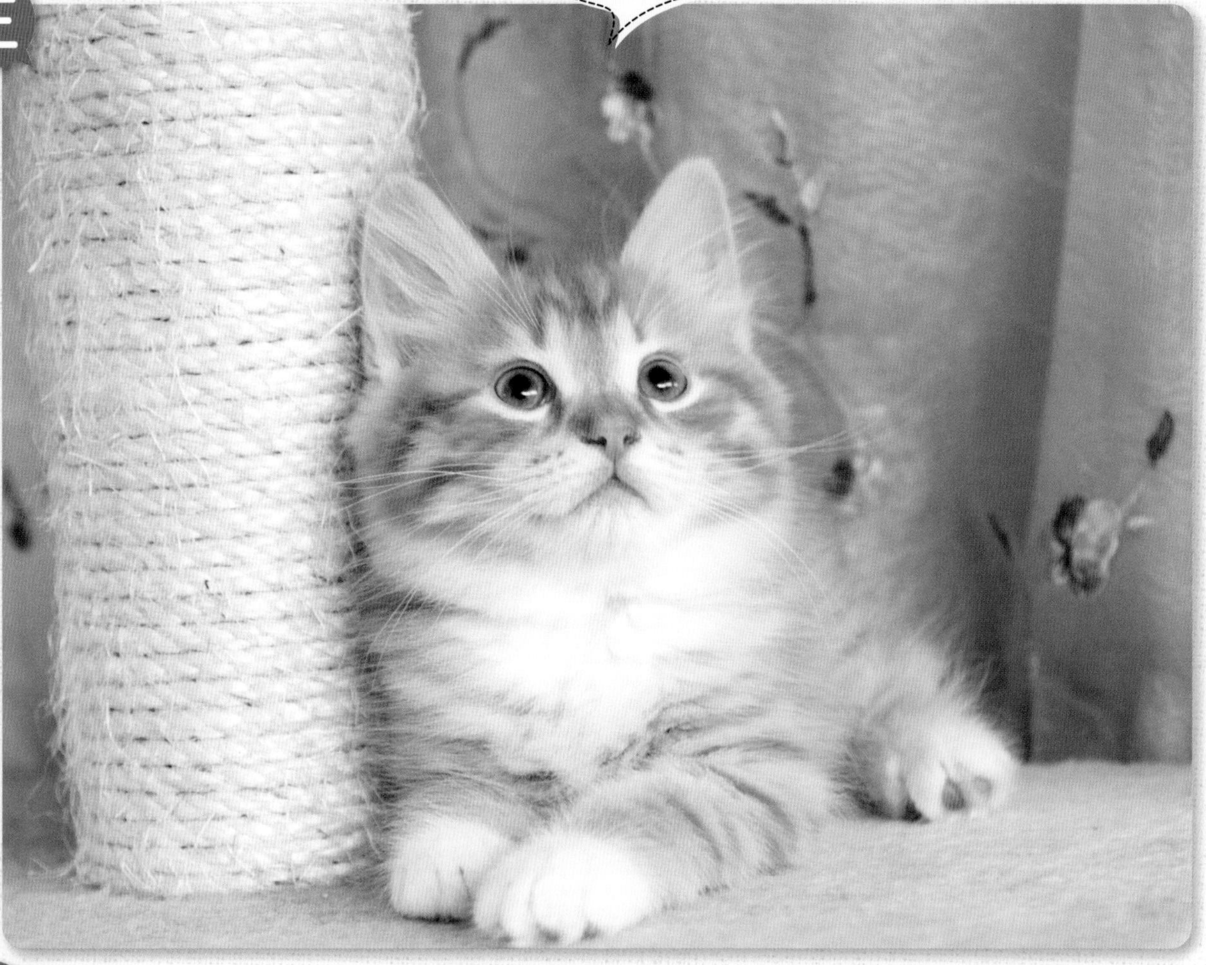

誤

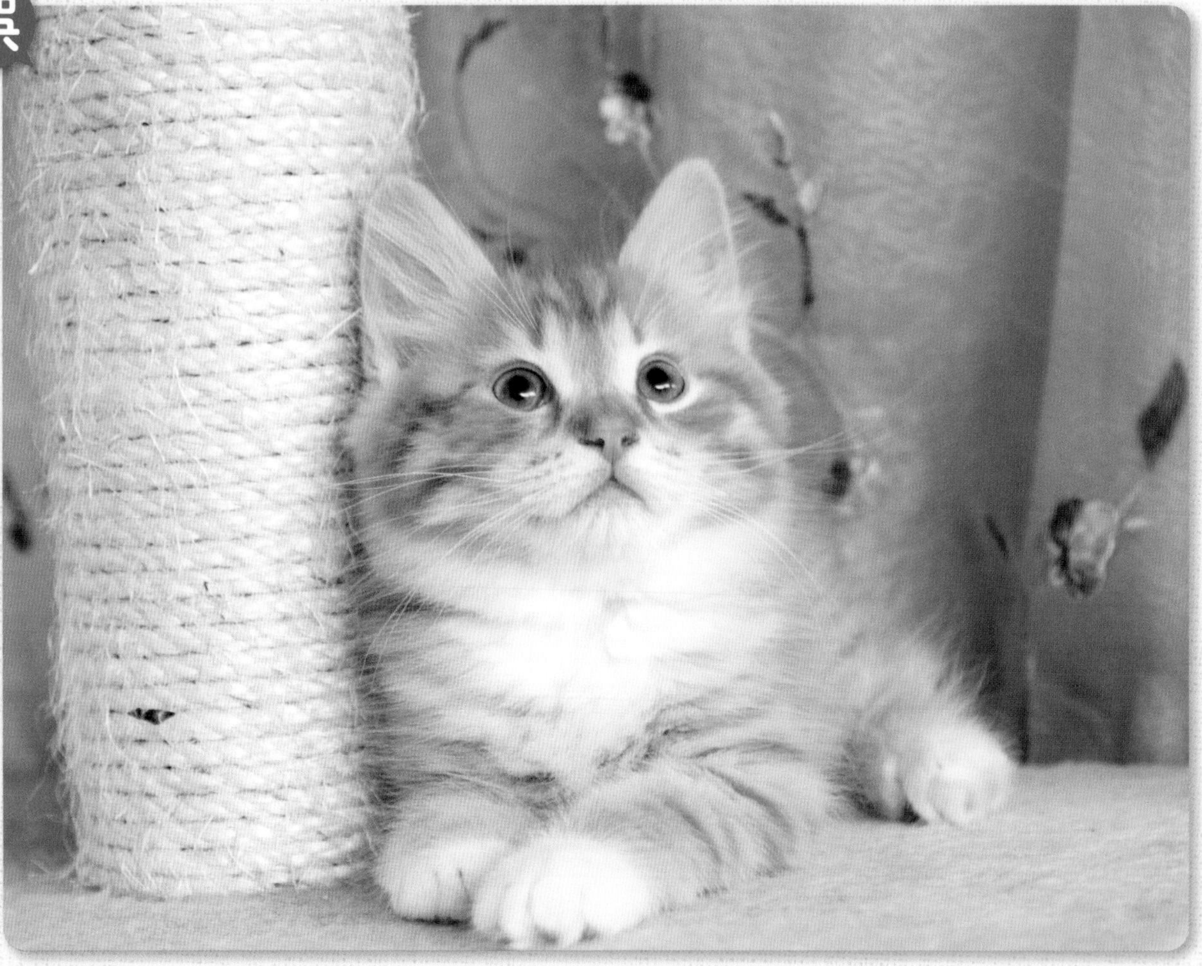

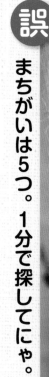

まちがいは5つ。1分で探してにゃ。

➡解答は65ページ

15 お兄さんねこ

1分で見つけた数	個
全部見つけるまでの時間	分　秒

正

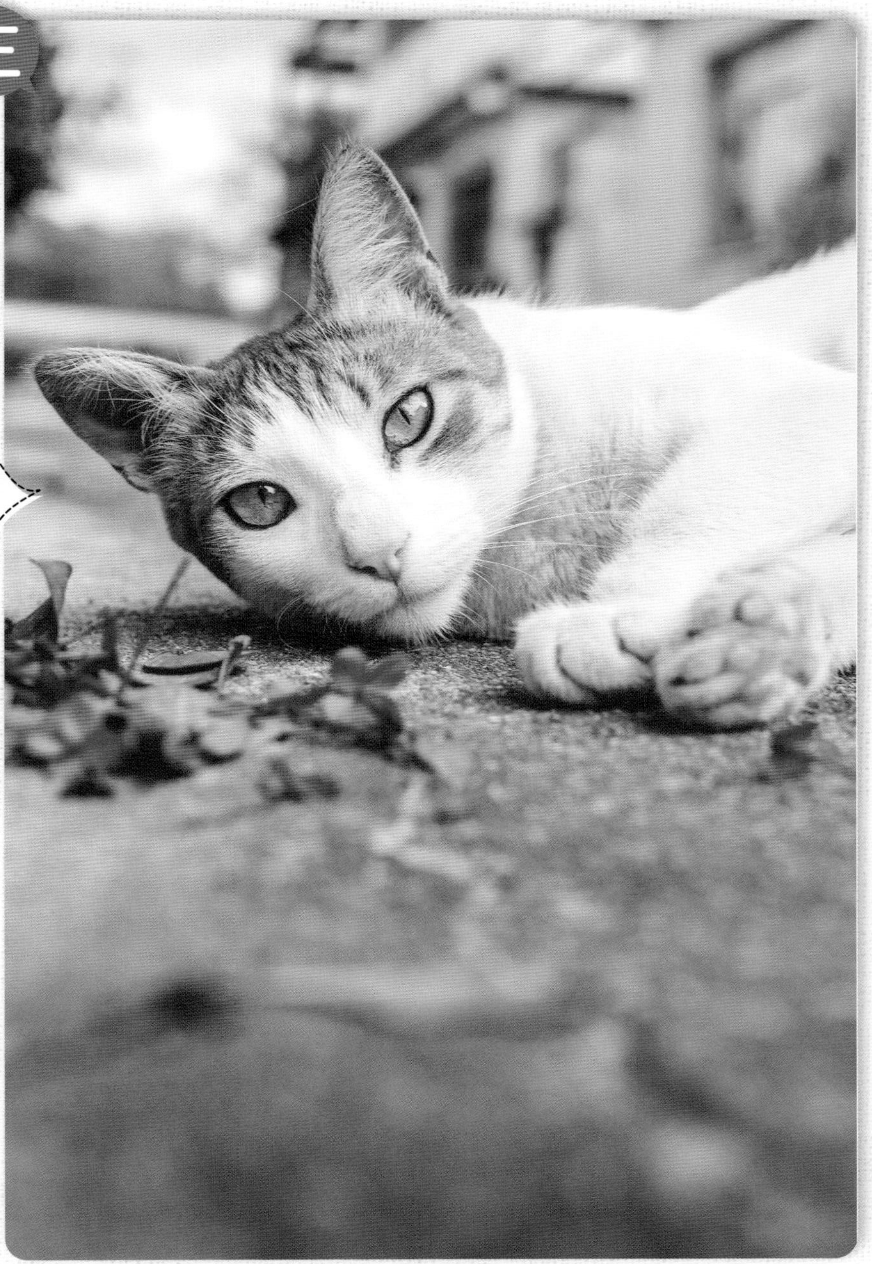

ほら、
小さい秋
見つけて
やったぜ

誤

まちがいは5つ。1分で探してにゃ。

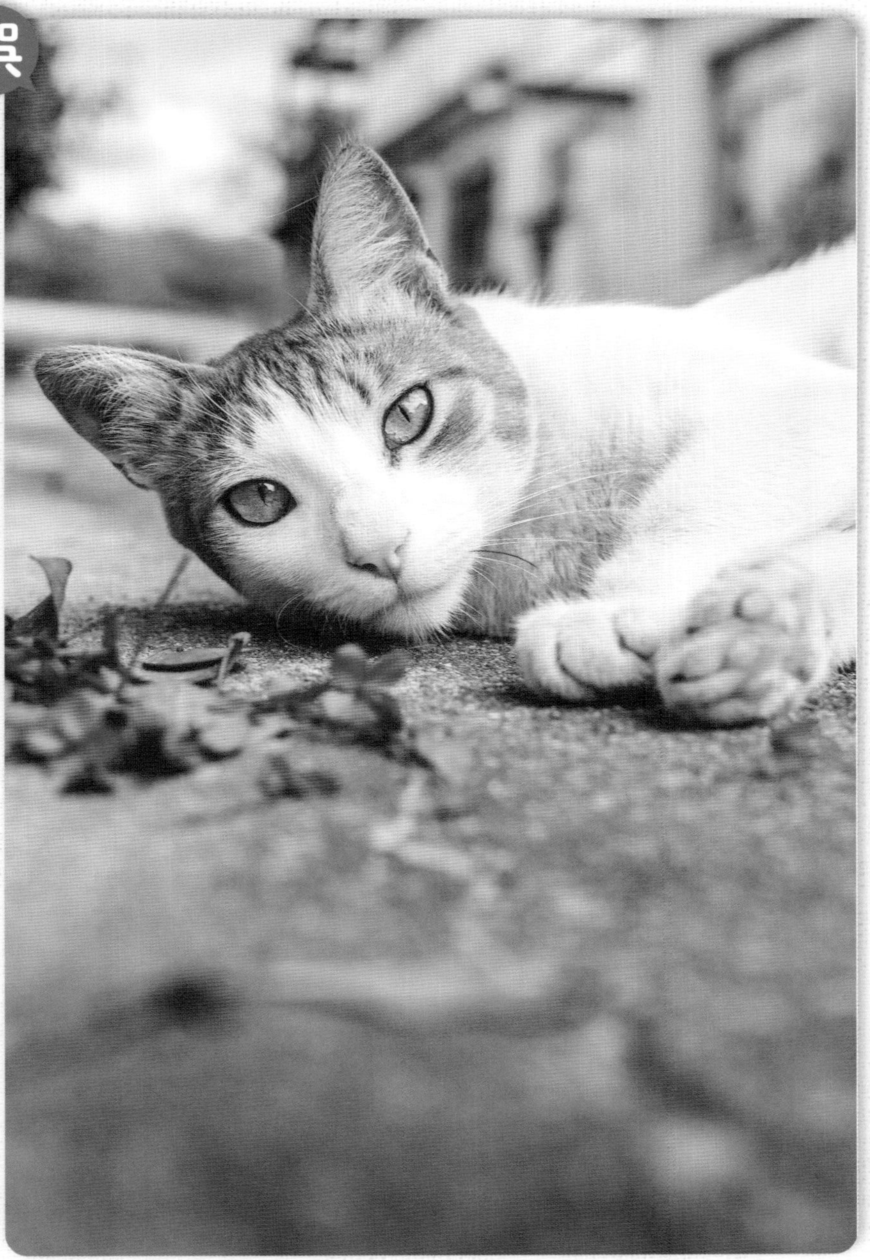

➡解答は66ページ

16 孫ねこ

これはだいぶ
お父さんに似た顔を
しておるのう

1分で見つけた数	個
全部見つけるまでの時間	分　秒

正

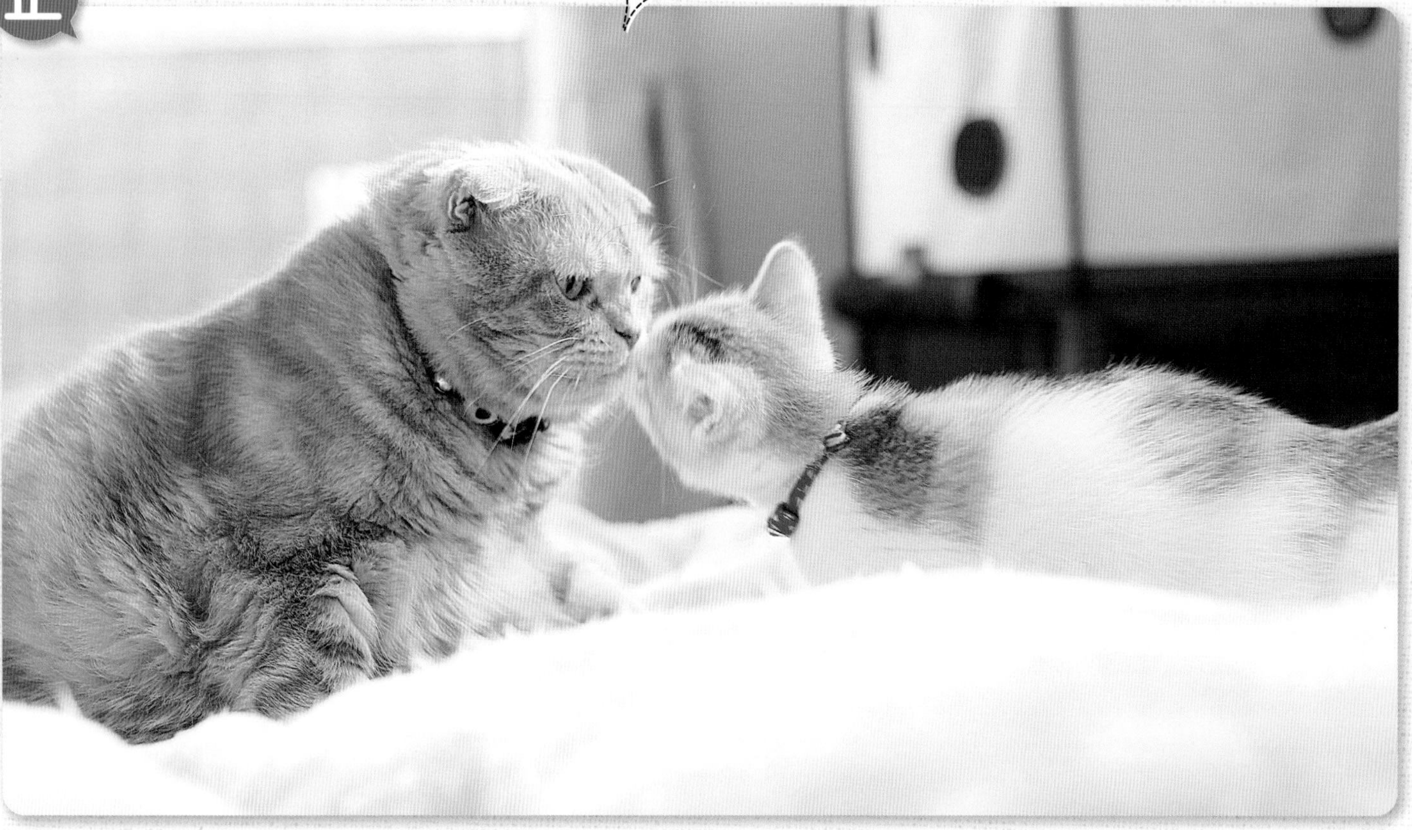

誤　まちがいは5つ。1分で探してにゃ。

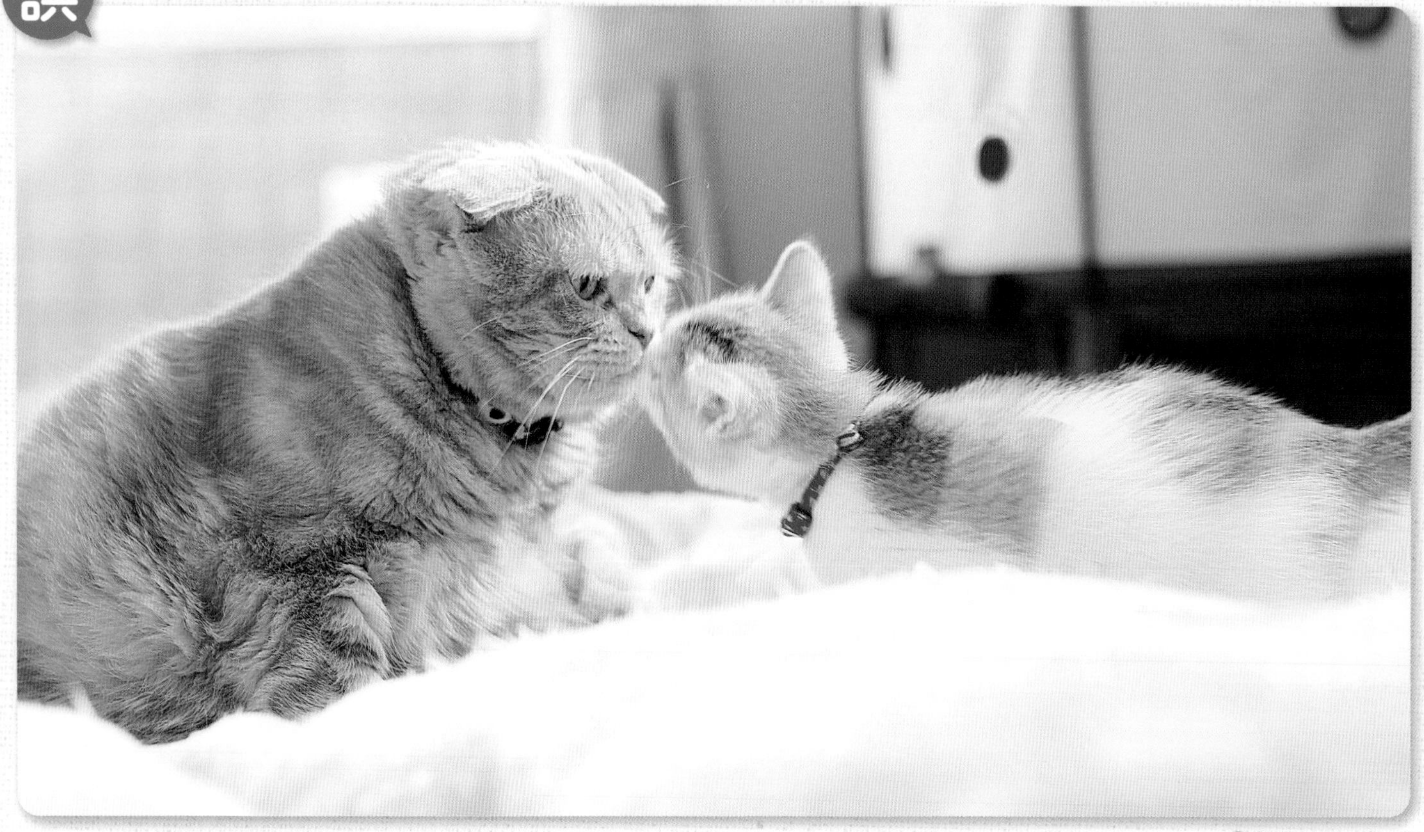

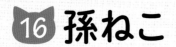

➡解答は66ページ

17 特訓ねこ

このねこパンチ強化ギプスで
次の試合は優勝してやるぜ

1分で見つけた数	個
全部見つけるまでの時間	分　秒

正

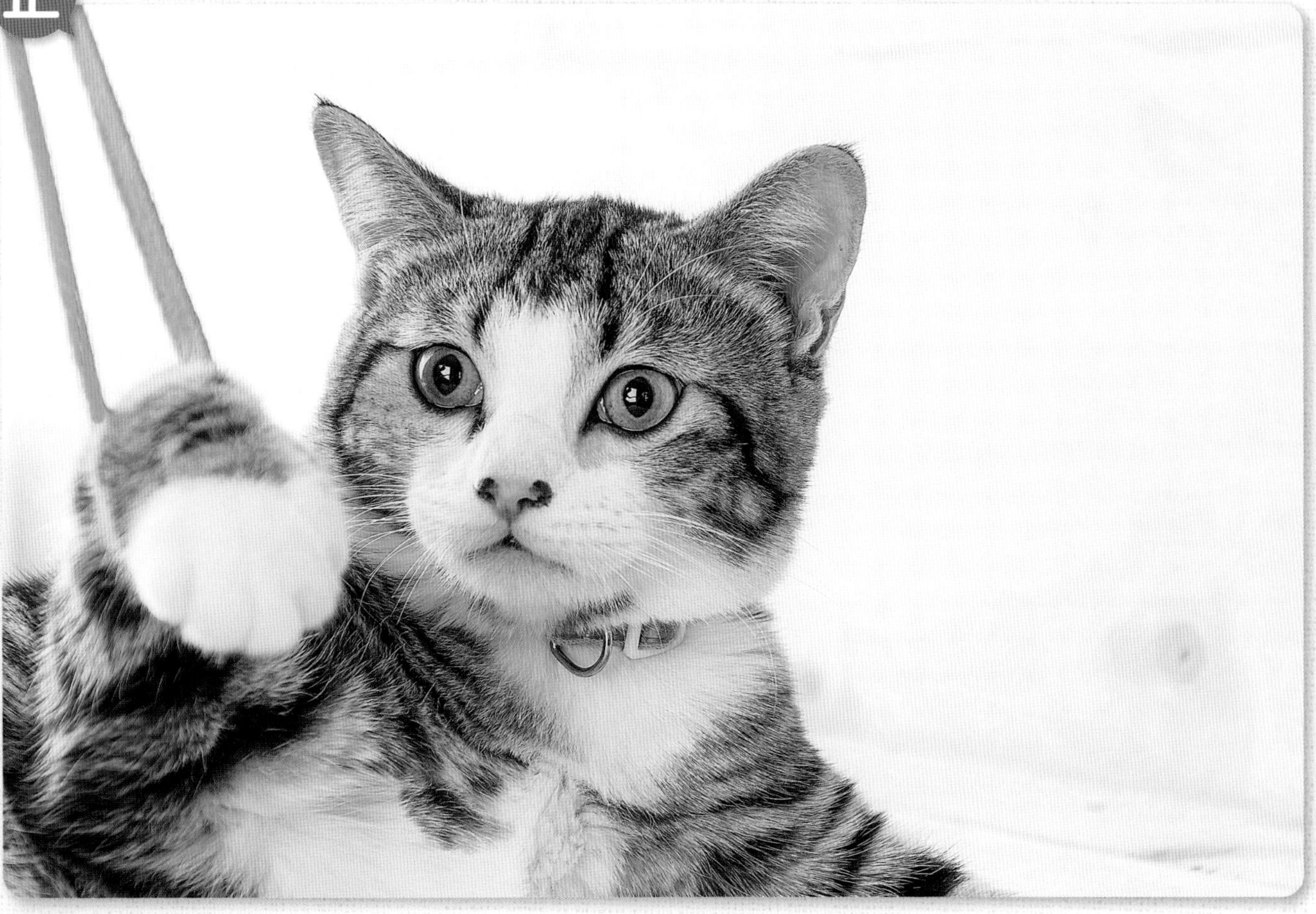

誤

まちがいは５つ。１分で探してにゃ。

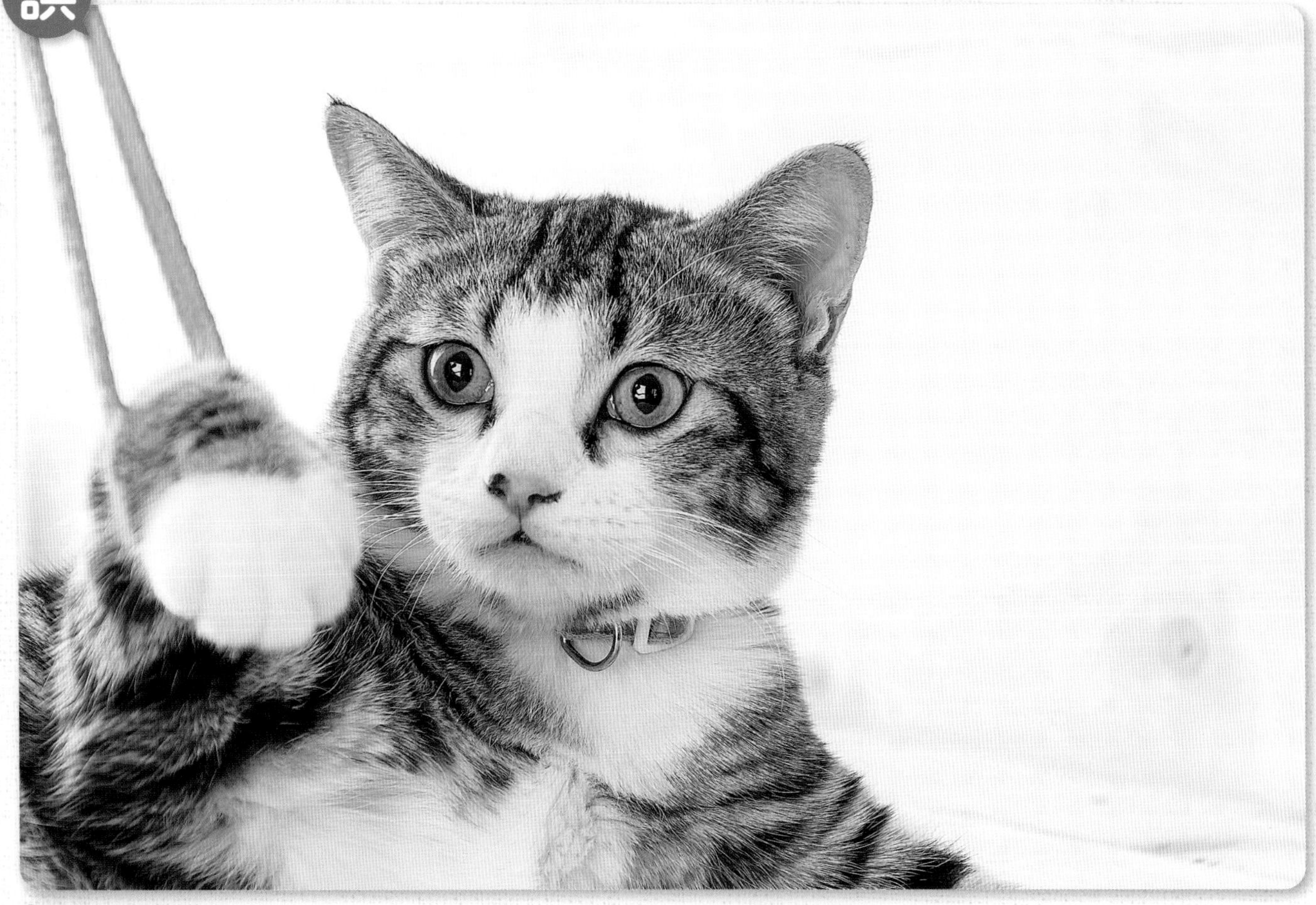

➡解答は66ページ

18 妄想ねこ

本当のエビって
どんな味がするんだろ

1分で見つけた数	個	
全部見つけるまでの時間	分	秒

正

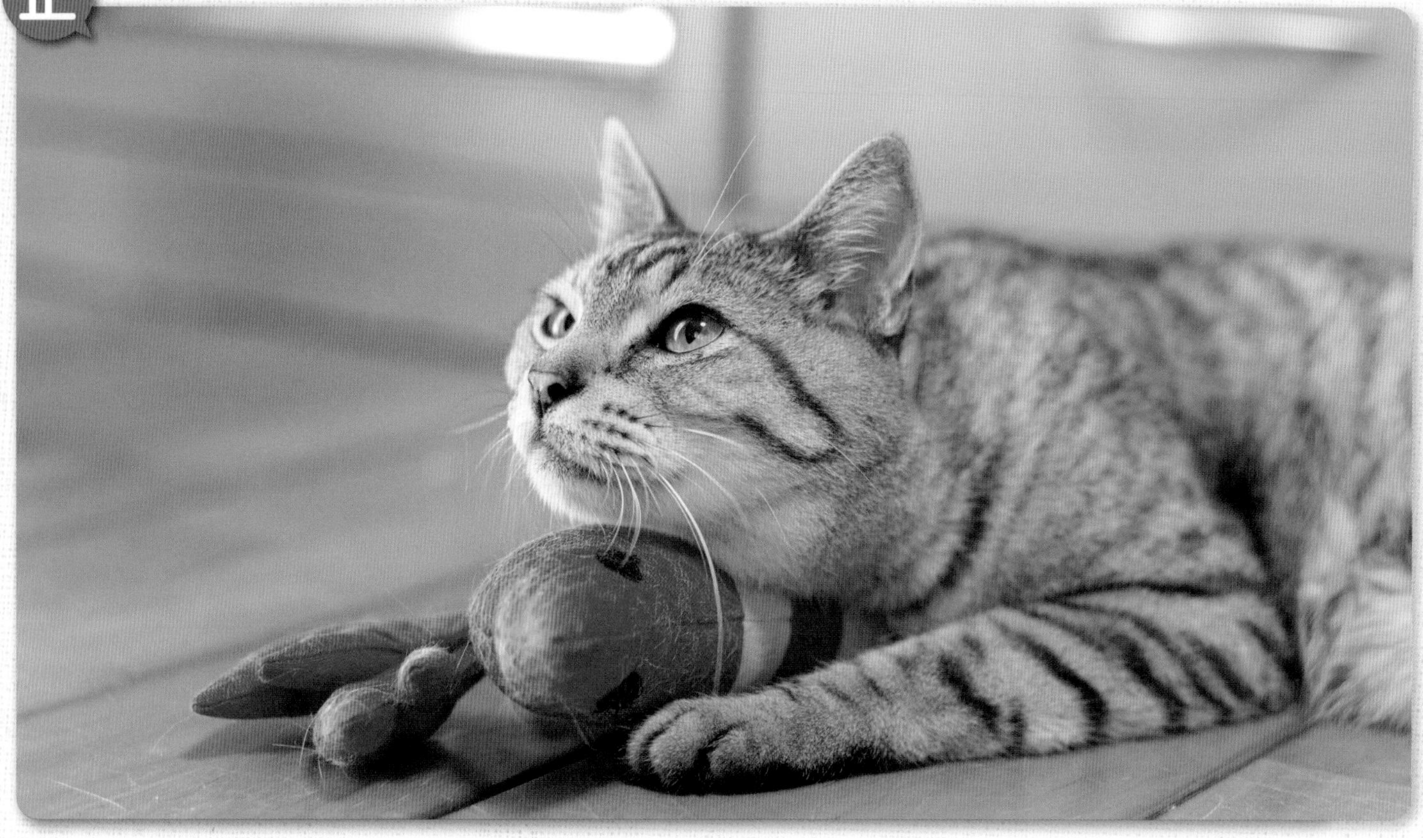

誤

まちがいは5つ。1分で探してにゃ。

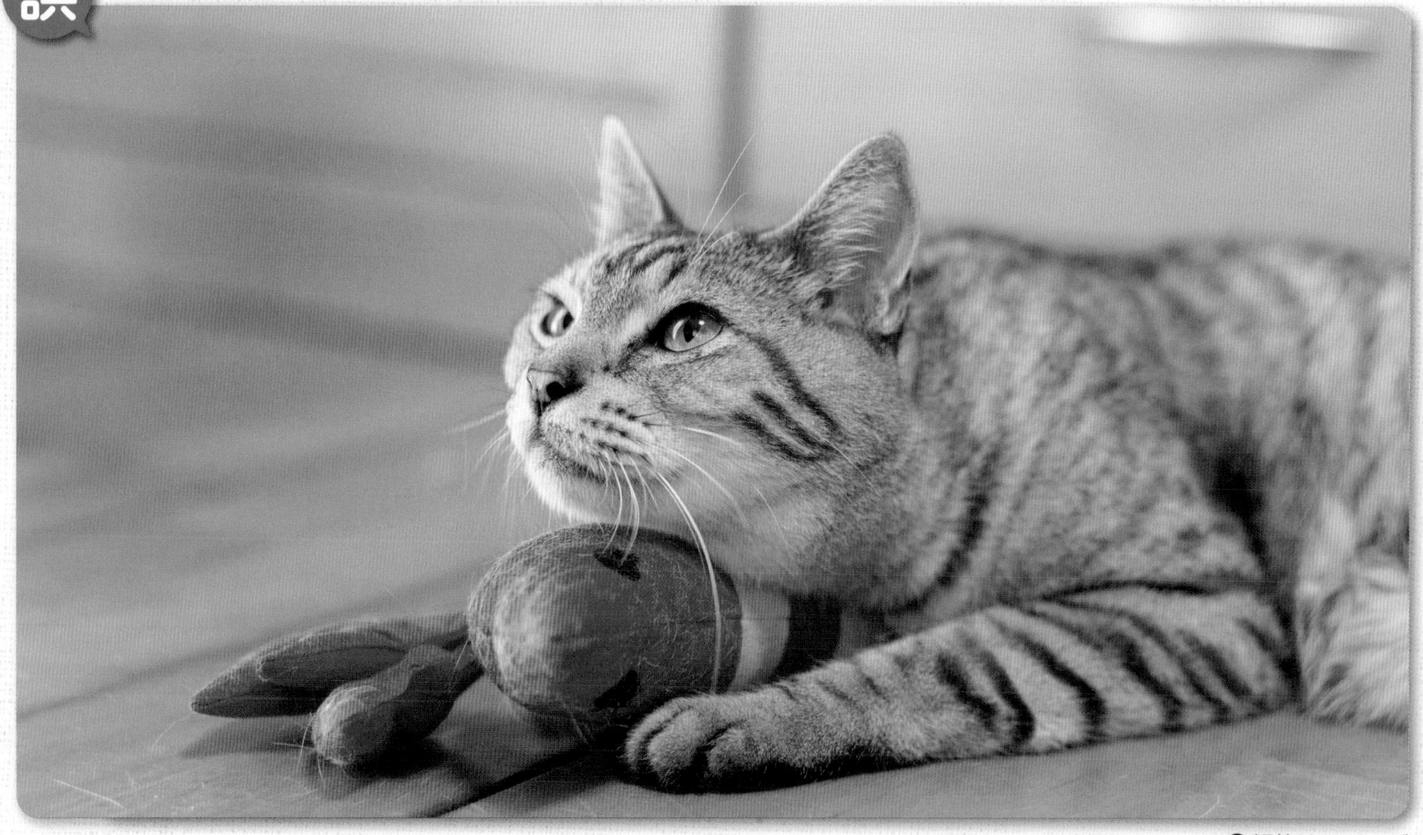

➡解答は66ページ

19 最強にゃんこ

1分で見つけた数	個
全部見つけるまでの時間	分　秒

➡ 解答は66ページ

正

立てばかわいい、
座ればかわいい、
歩く姿は超かわいい

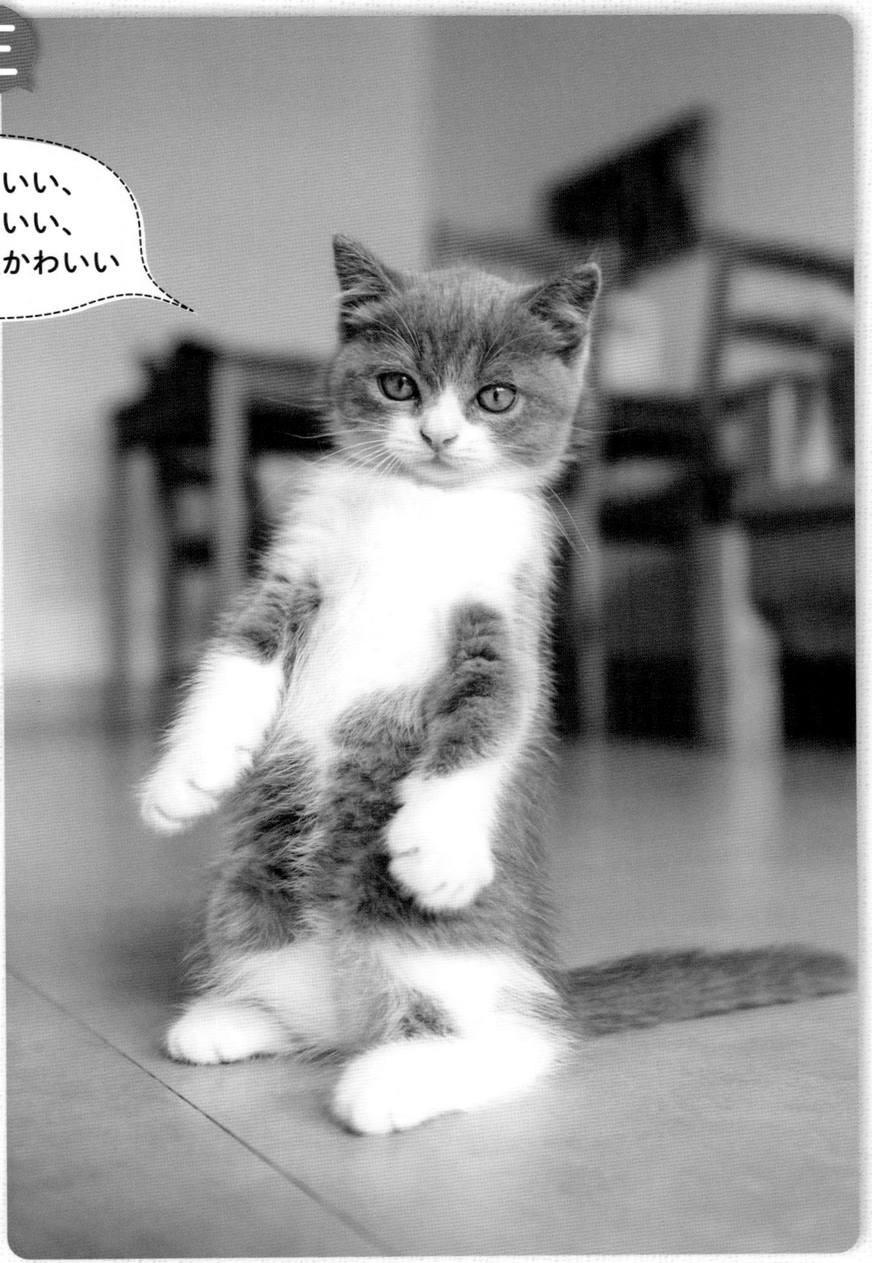

誤

まちがいは5つ。1分で探してにゃ。

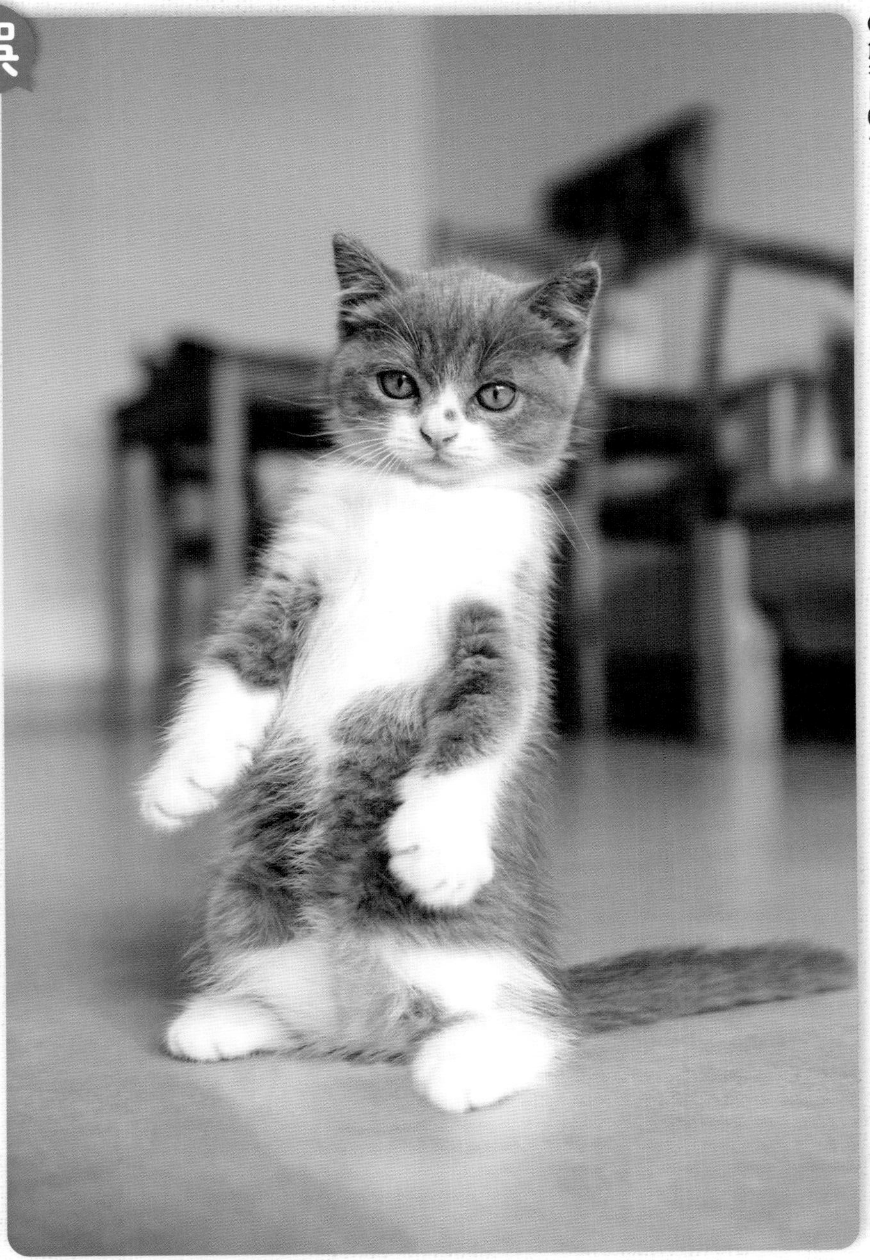

20 無実ねこ

正

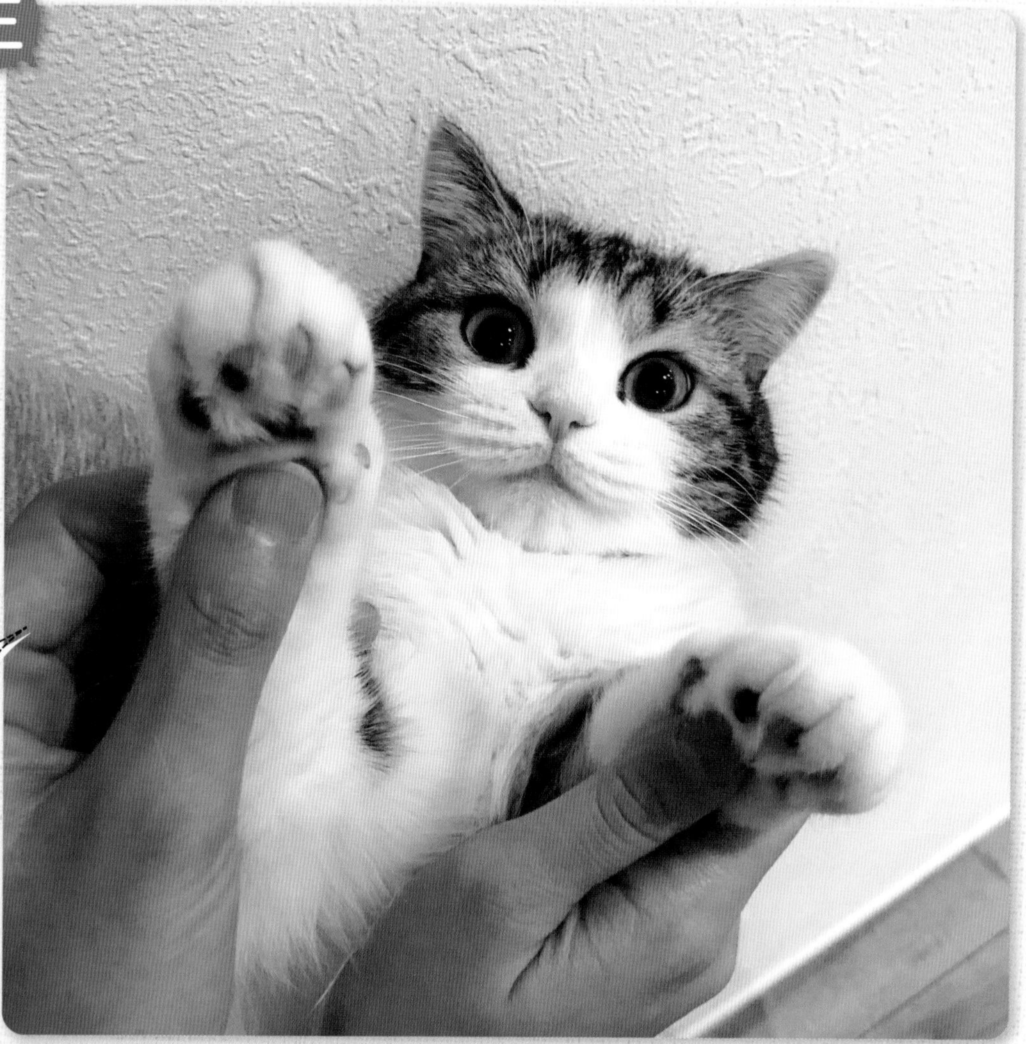

この壁紙の傷は
お父さんが
酔っ払ったときの
やつにゃ〜

誤

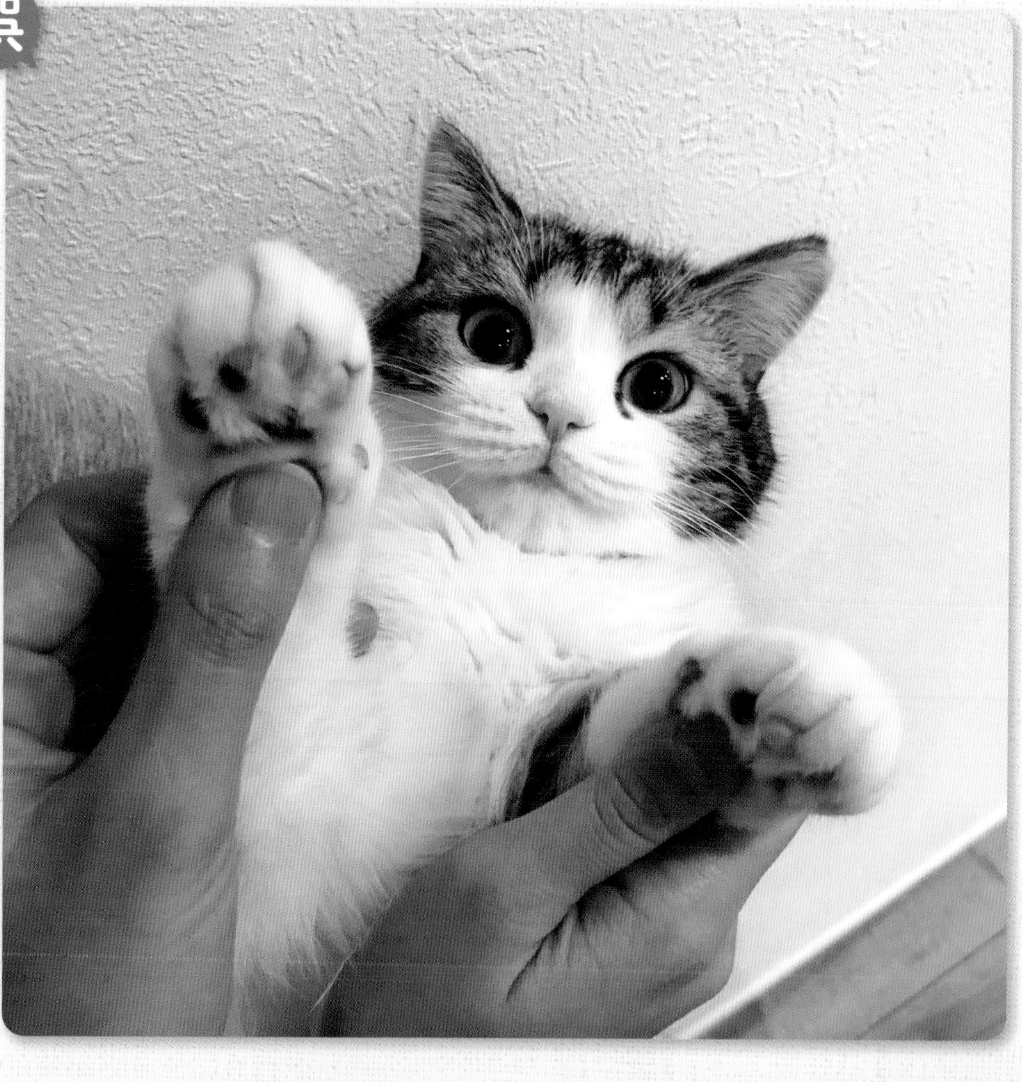

まちがいは5つ。1分で探してにゃ。

1分で見つけた数	個
全部見つけるまでの時間	分　秒

➡解答は66ページ

21 お誕生日ねこ

帽子はもういいにゃ、
早くご馳走くださいにゃ

1分で見つけた数	個	
全部見つけるまでの時間	分	秒

正

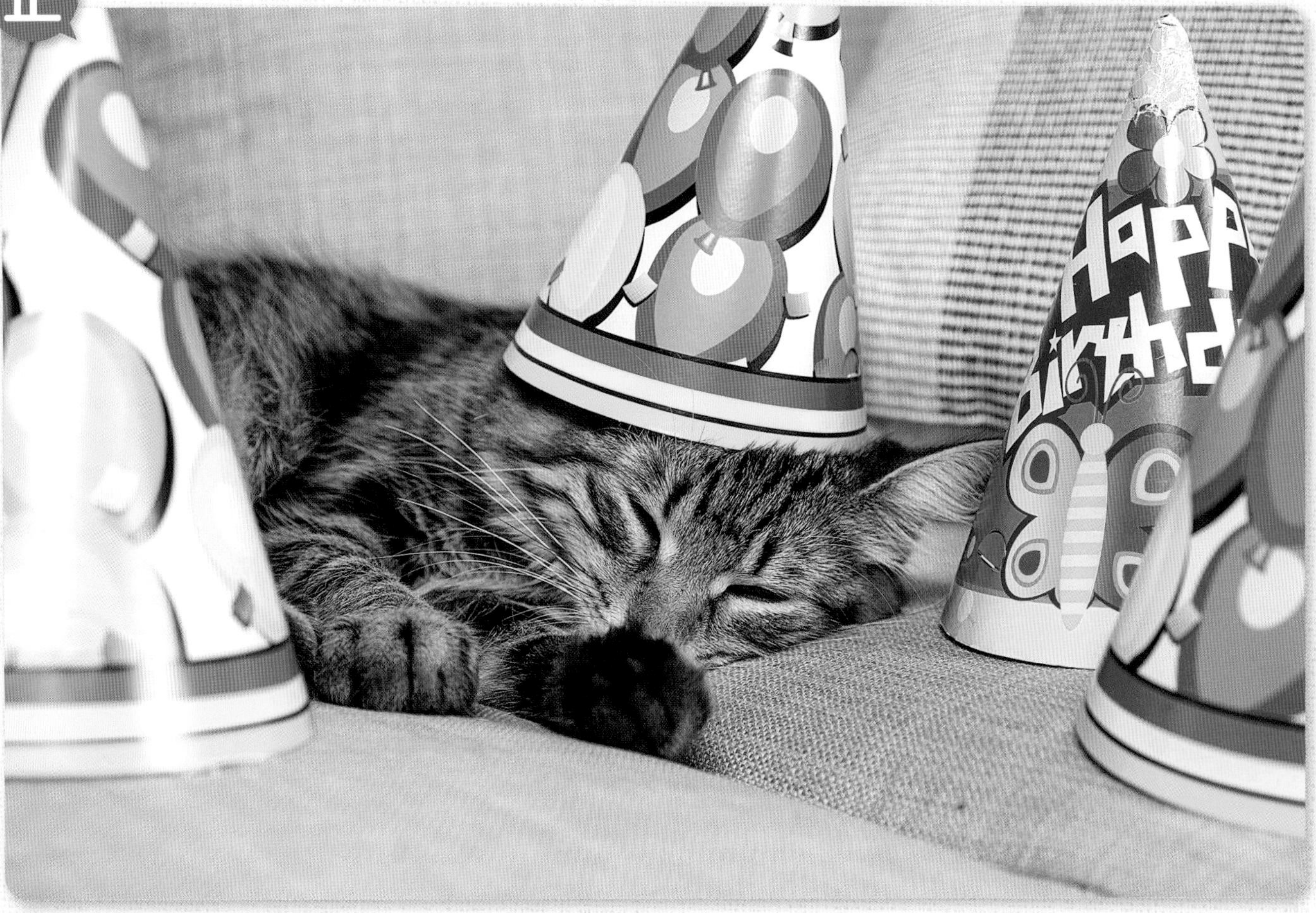

誤

まちがいは5つ。1分で探してにゃ。

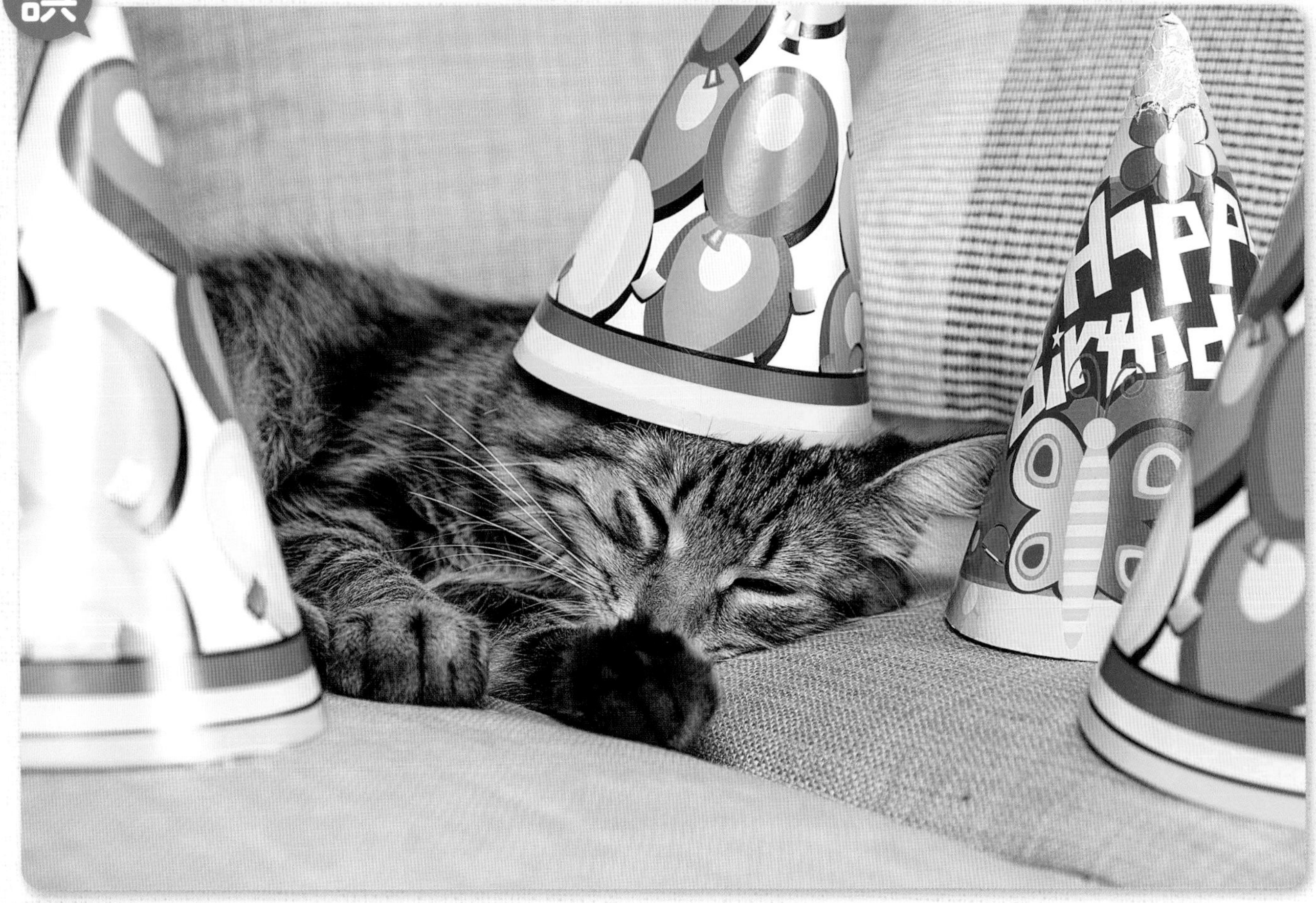

➡解答は66ページ

22 働き者ねこ

カゴのお掃除終わりまちた。
次はなんでちゅか？

1分で見つけた数	個
全部見つけるまでの時間	分　秒

正

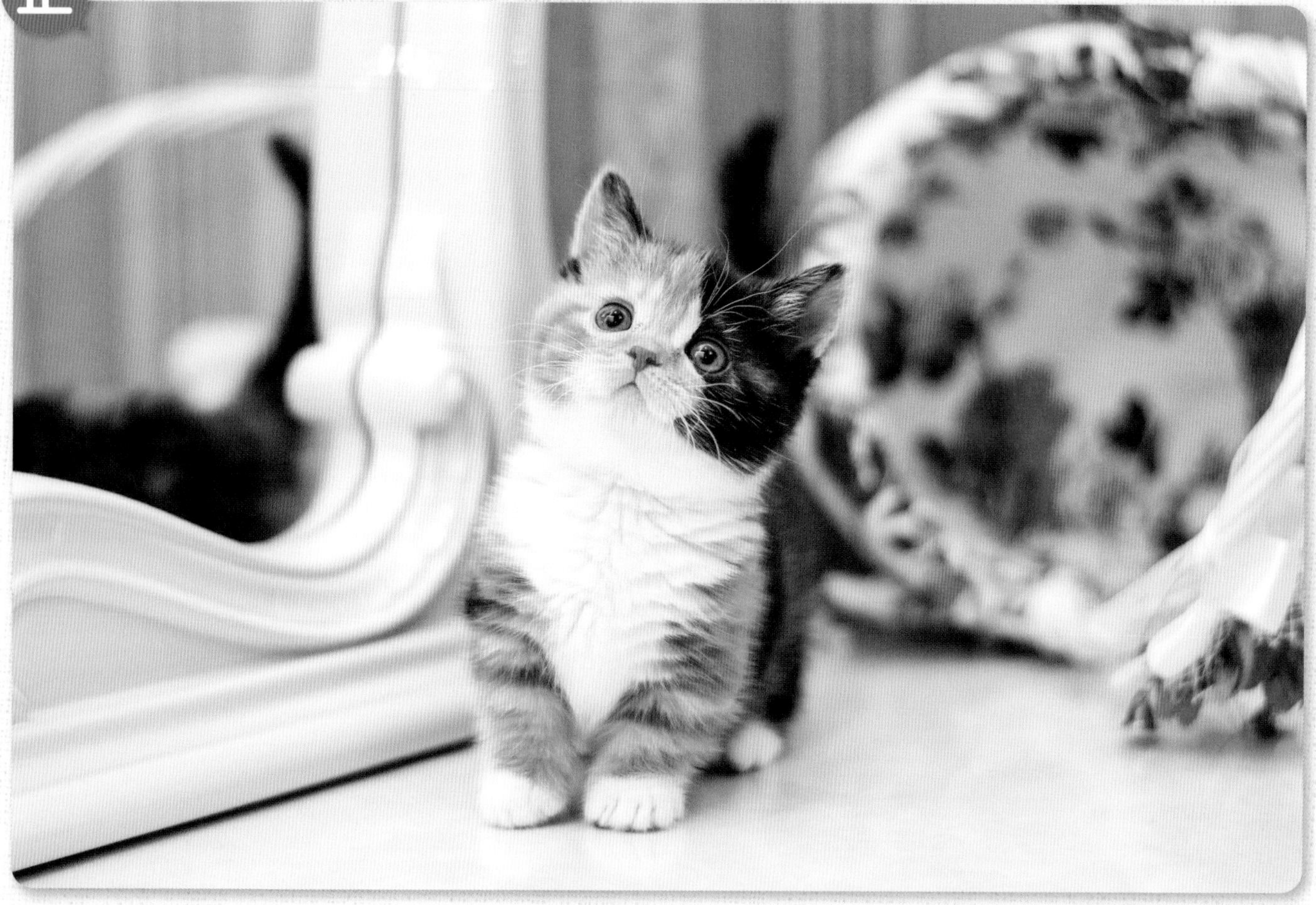

誤　まちがいは５つ。１分で探してにゃ。

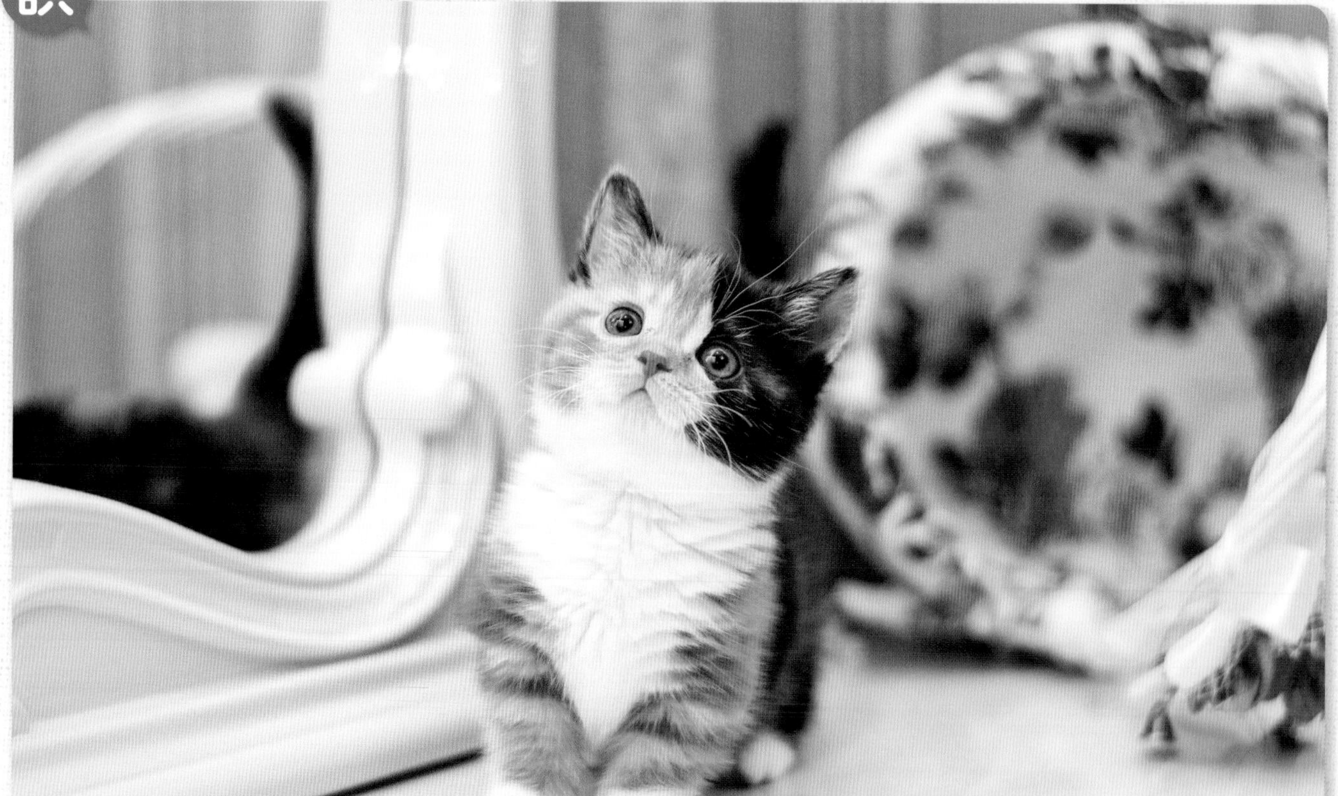

➡解答は66ページ

23 ジト目ねこ

おれはおやつ２個だけ。
母さんはまんじゅう５個め

1分で見つけた数		個
全部見つけるまでの時間	分	秒

正

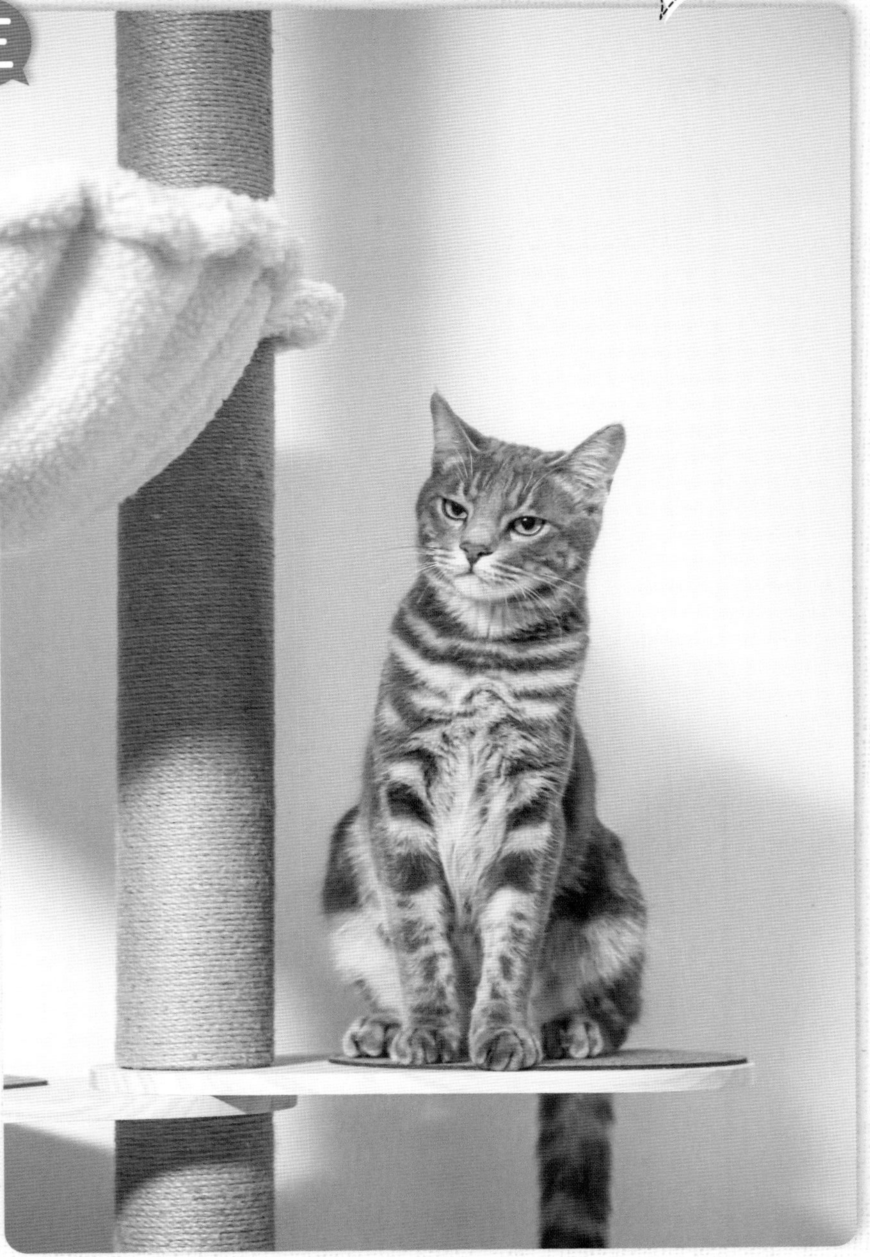

誤

まちがいは5つ。1分で探してにゃ。

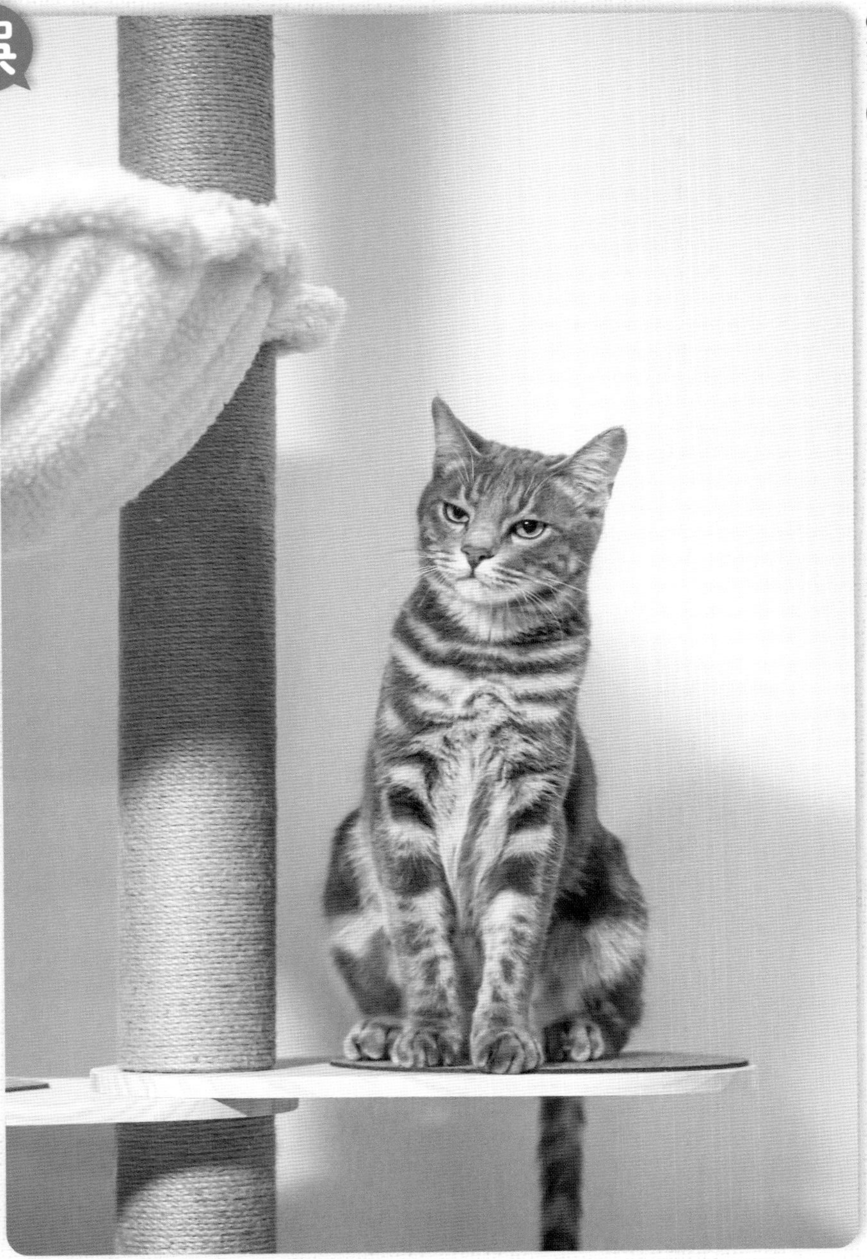

➡解答は67ページ

24 近所のねこ

あー、田中さんね。
先月引っ越ししましたよ

1分で見つけた数	個
全部見つけるまでの時間	分　秒

正

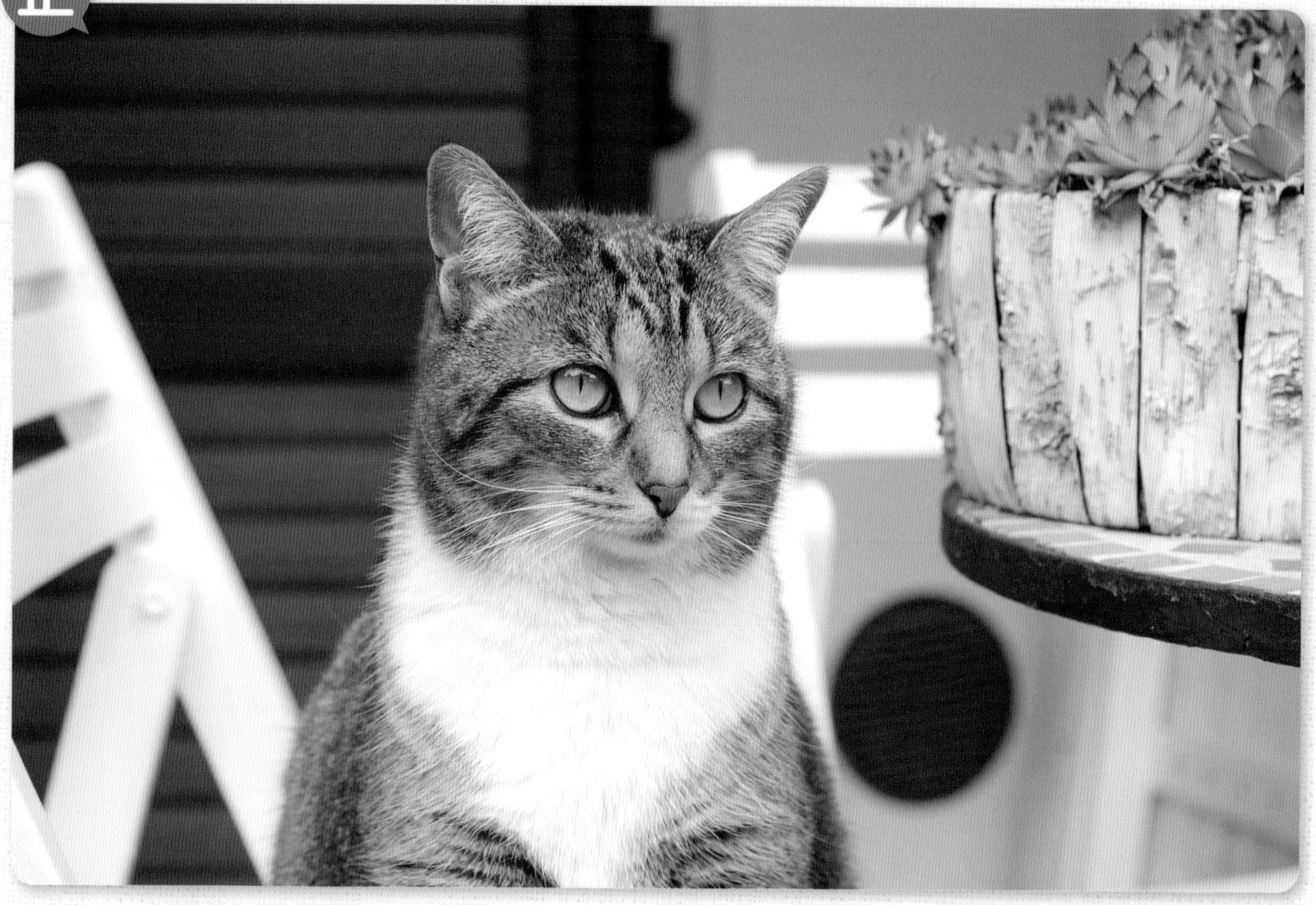

誤　まちがいは5つ。1分で探してにゃ。

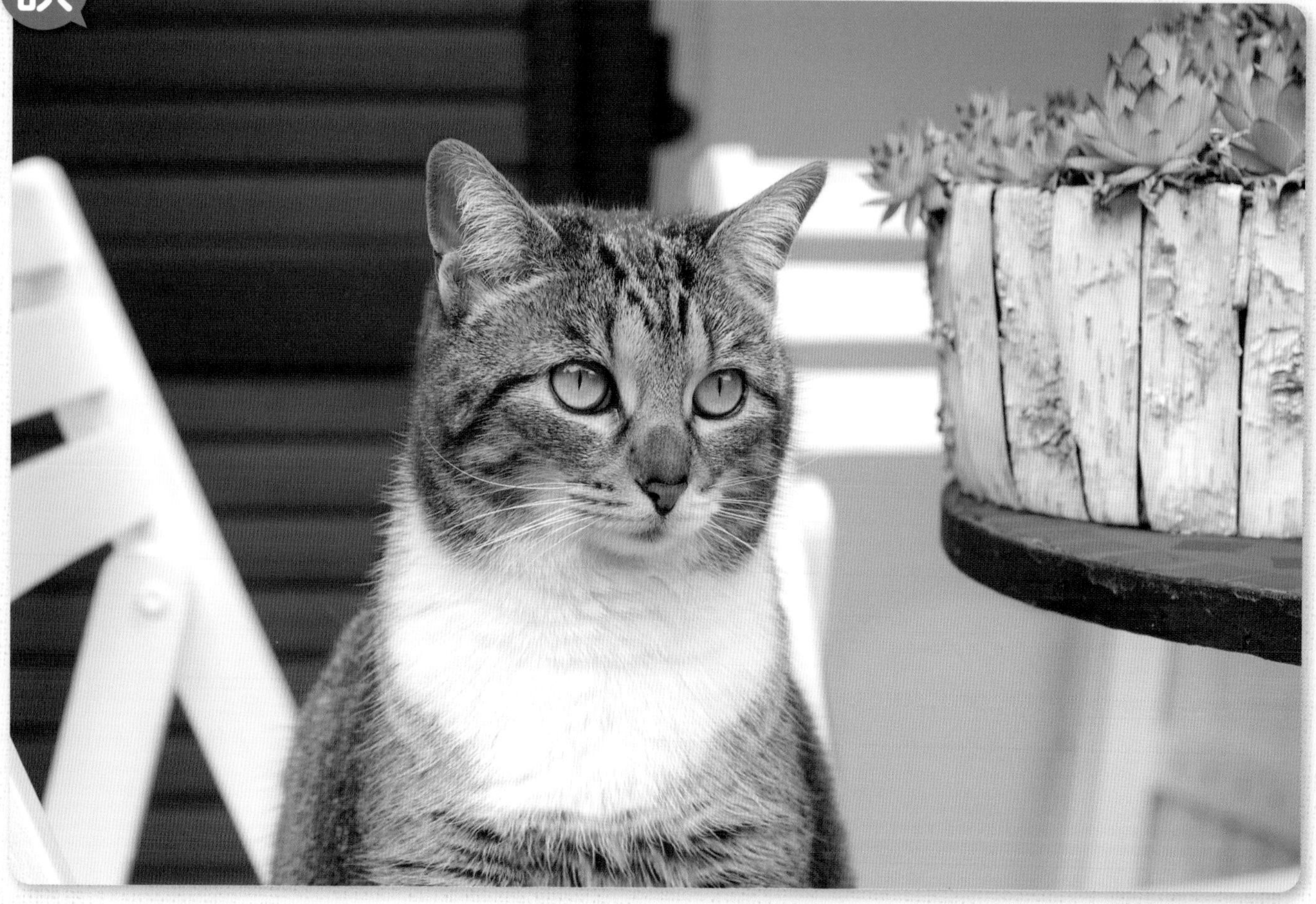

➡解答は67ページ

25 アオハルねこ

にゃん太くんのことを
考えるとなんだか胸が
ドキドキするの

1分で見つけた数	個
全部見つけるまでの時間	分　秒

正

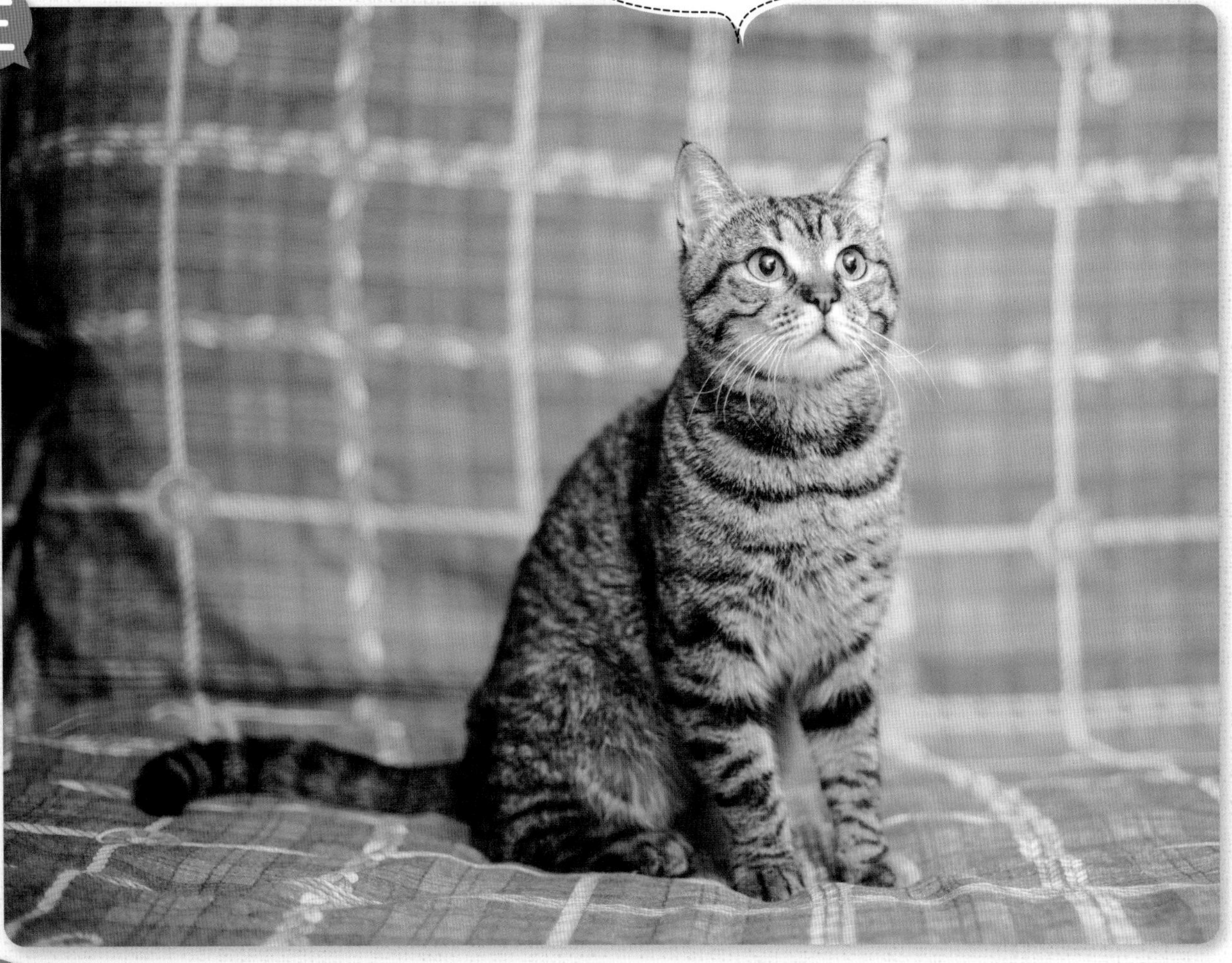

誤

まちがいは5つ。1分で探してにゃ。

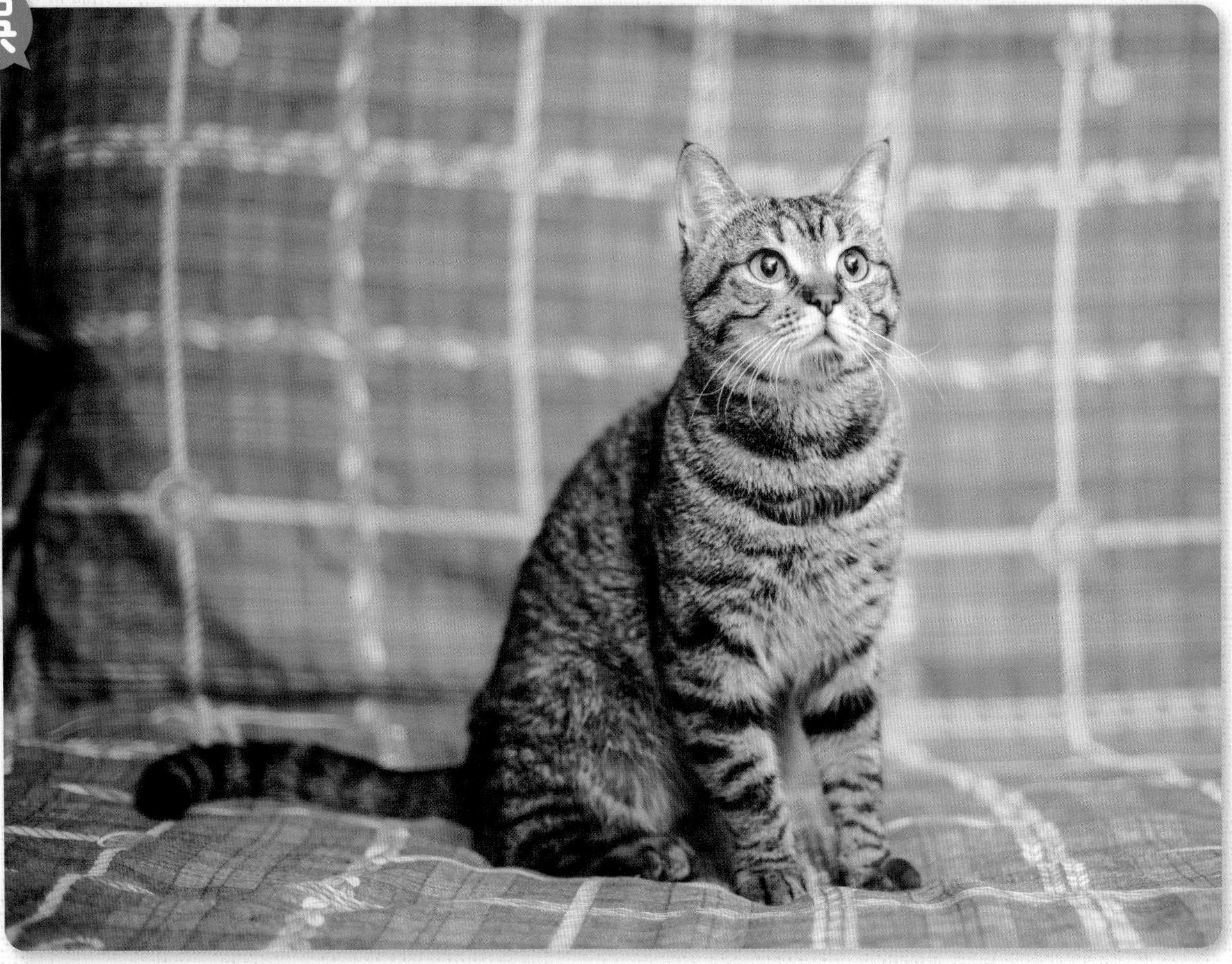

➡解答は67ページ

26 木登りねこ

よーし！　今日は
てっぺんまで行くか

1分で見つけた数	個
全部見つけるまでの時間	分　秒

正

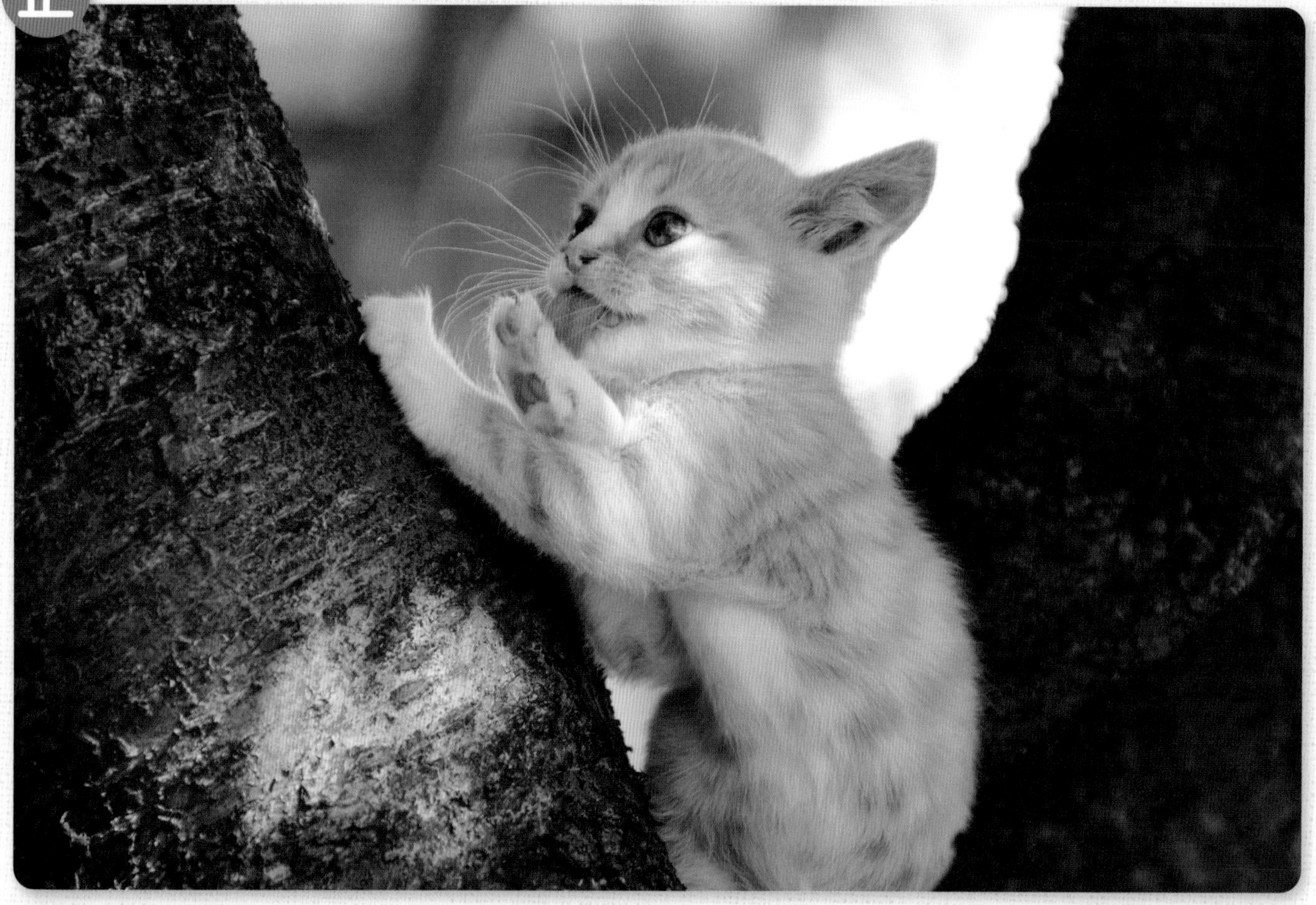

誤　まちがいは5つ。1分で探してにゃ。

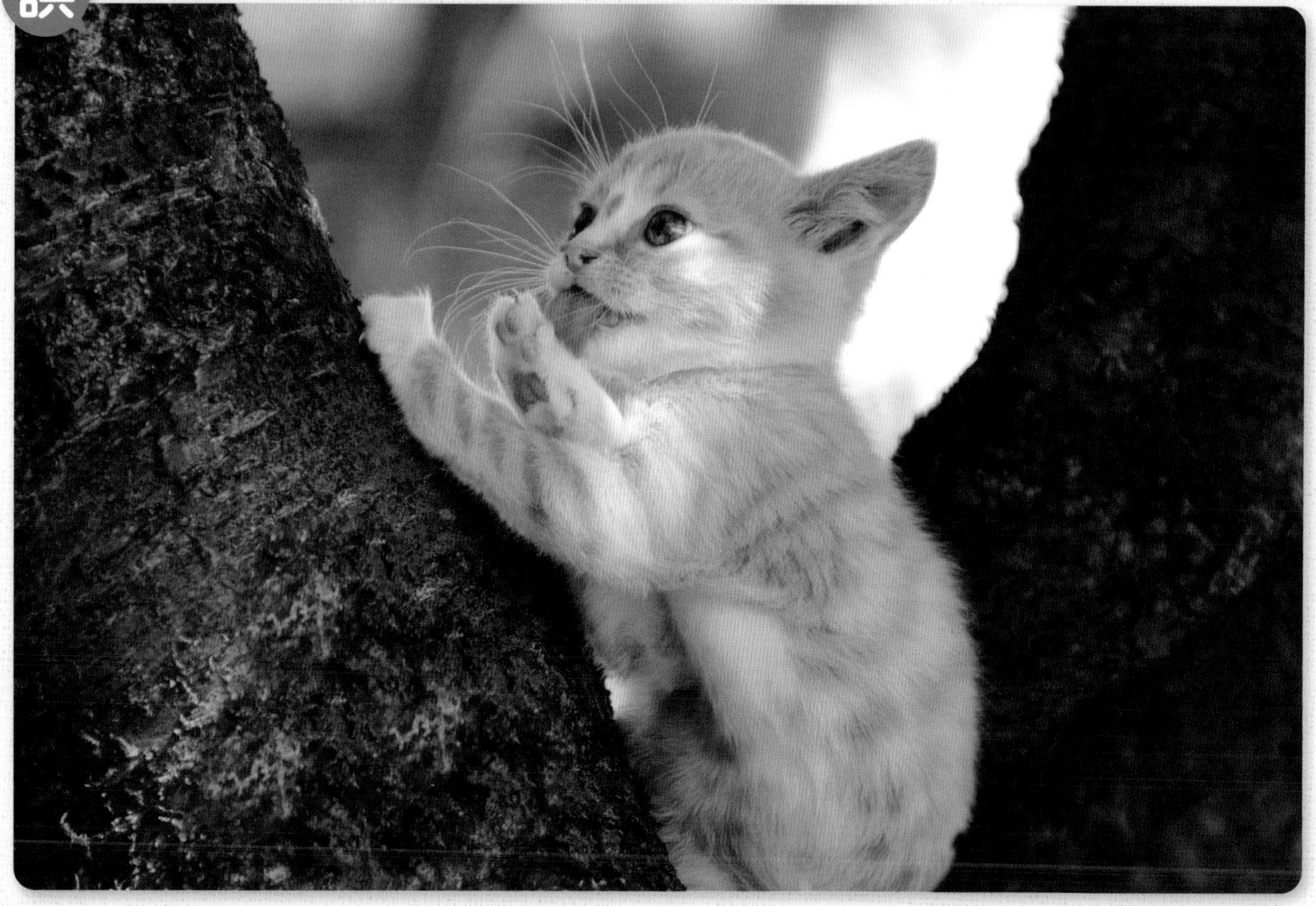

➡解答は67ページ

27 アンビリーニャボー

1分で見つけた数	個
全部見つけるまでの時間	分　秒

ねこ年はっ?!!

うさぎ年おわりです～

正

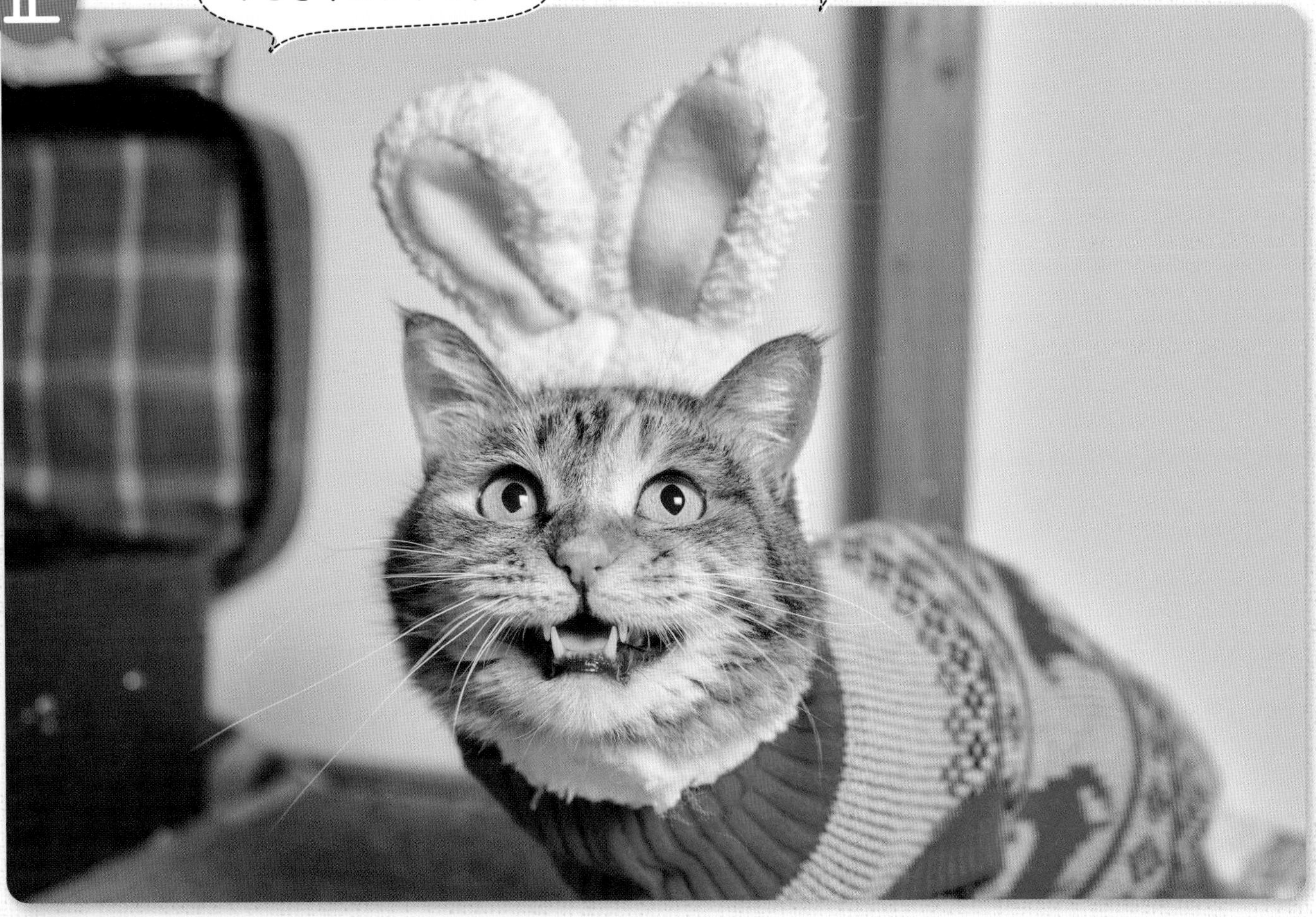

誤　まちがいは５つ。１分で探してにゃ。

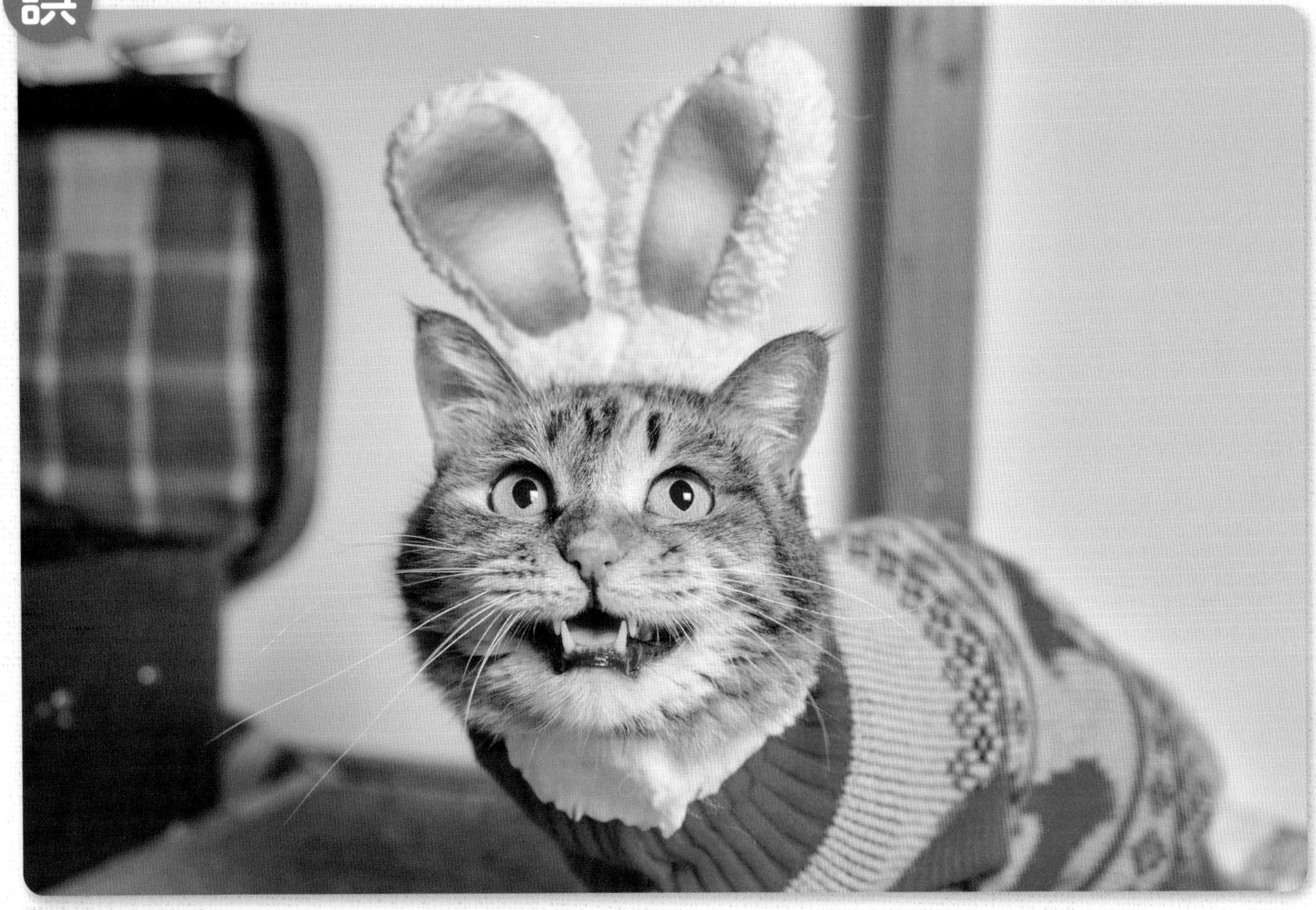

➡解答は67ページ

28 本音ねこ

あー
めんどくさい
おもちゃ…

1分で見つけた数	個	
全部見つけるまでの時間	分	秒

正

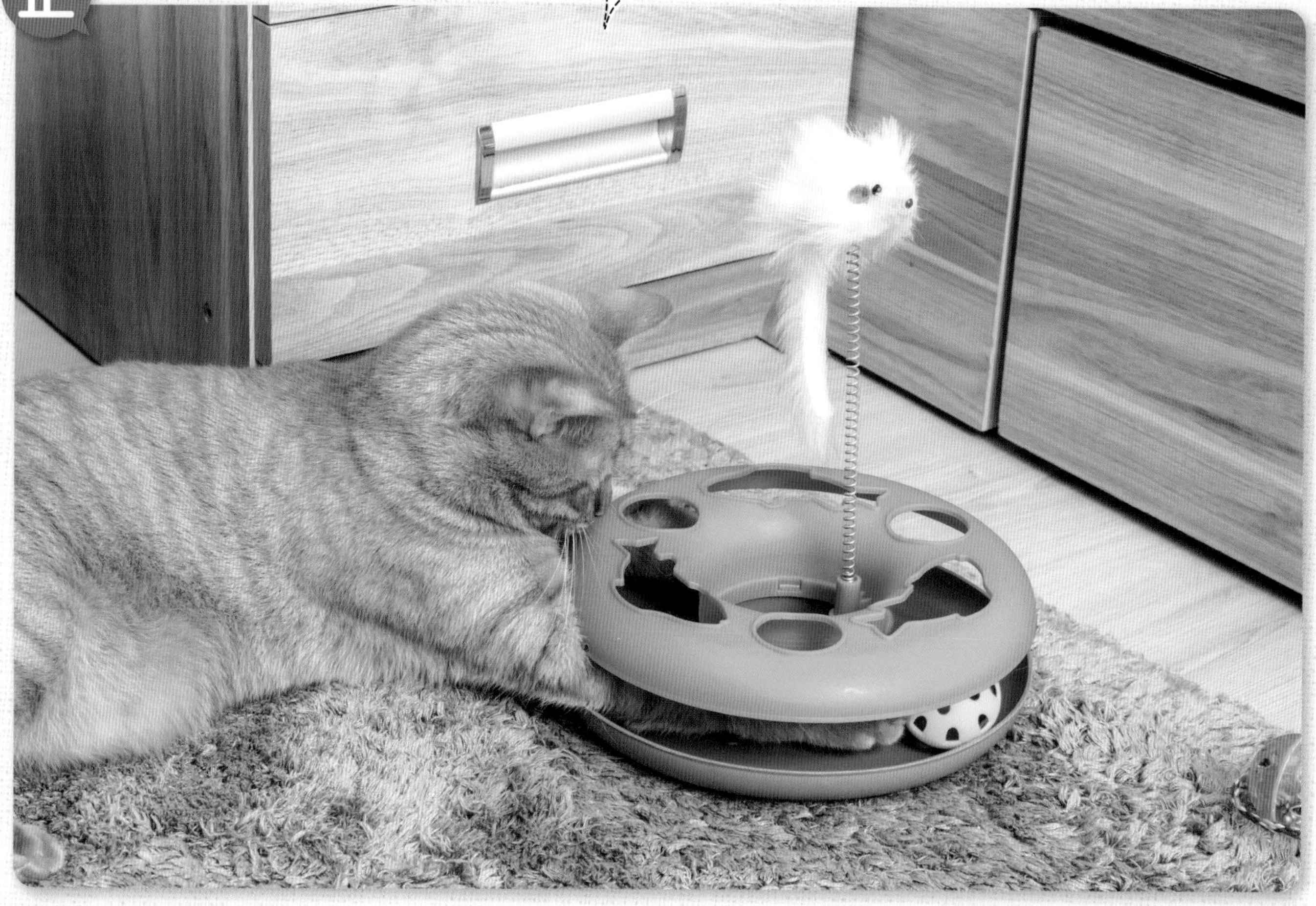

誤　まちがいは5つ。1分で探してにゃ。

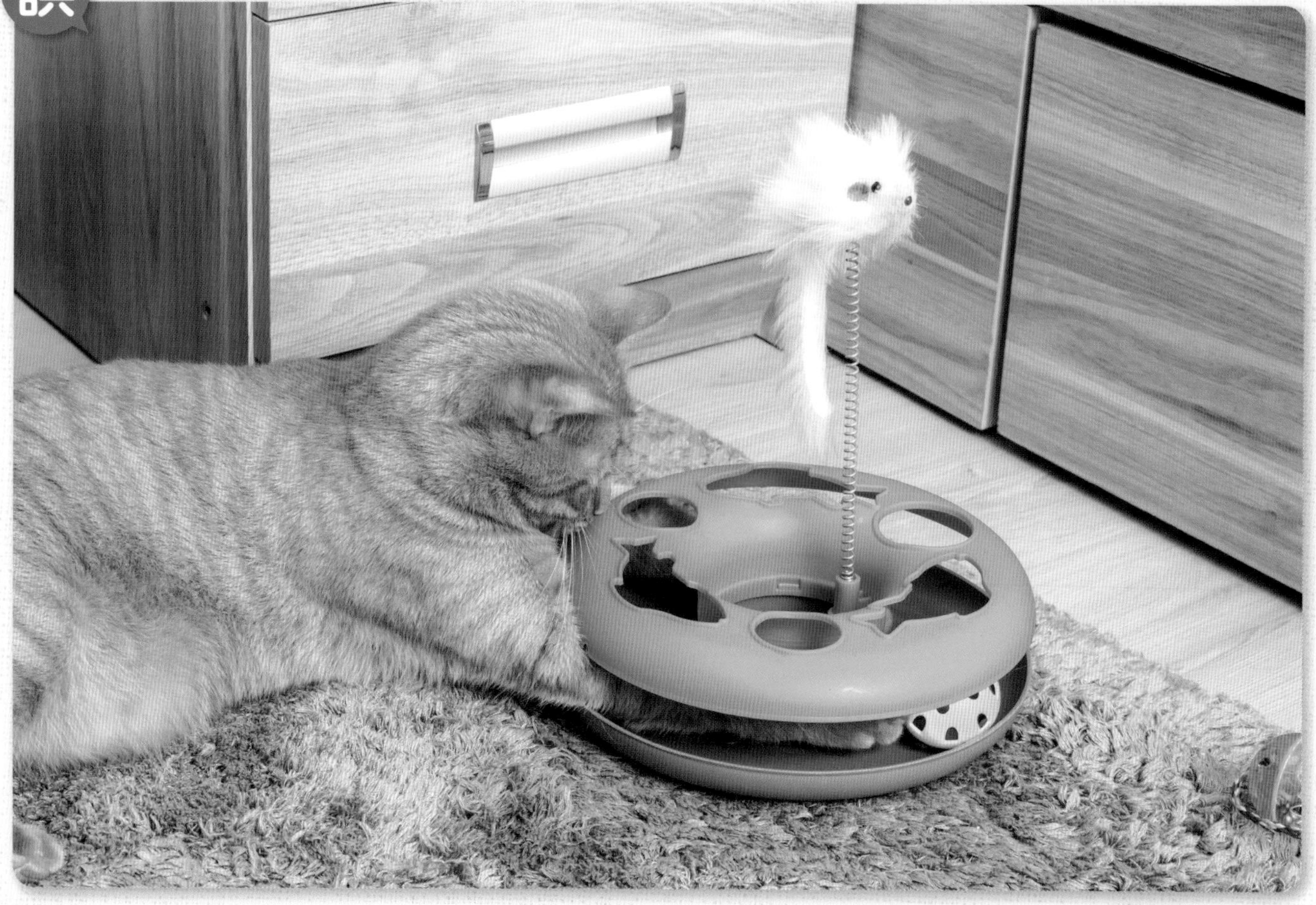

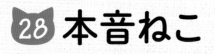

➡解答は67ページ

29 宇宙飛行士ねこ

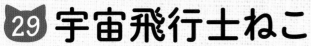

1分で見つけた数	個
全部見つけるまでの時間	分　秒

正

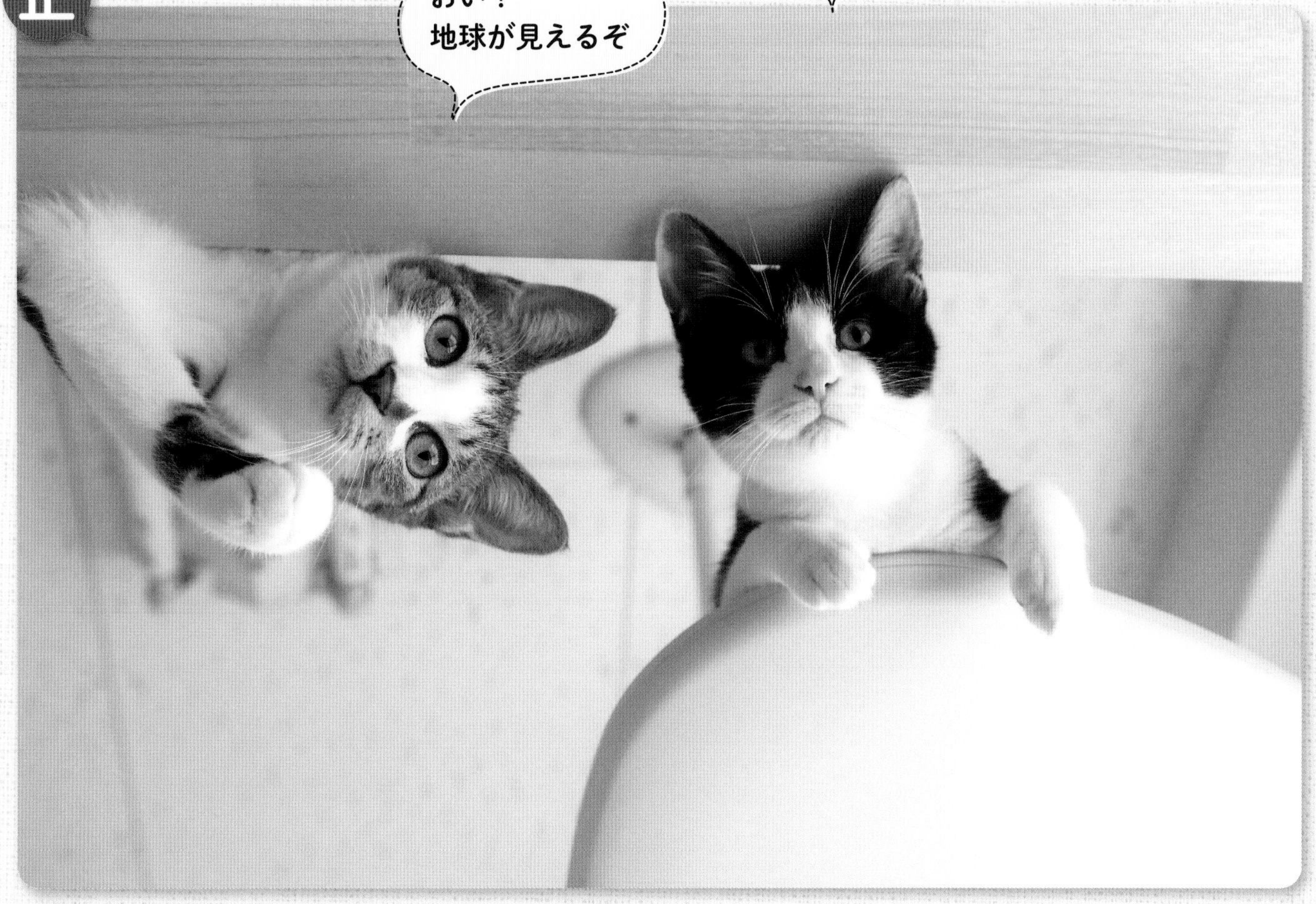

誤

まちがいは5つ。1分で探してにゃ。

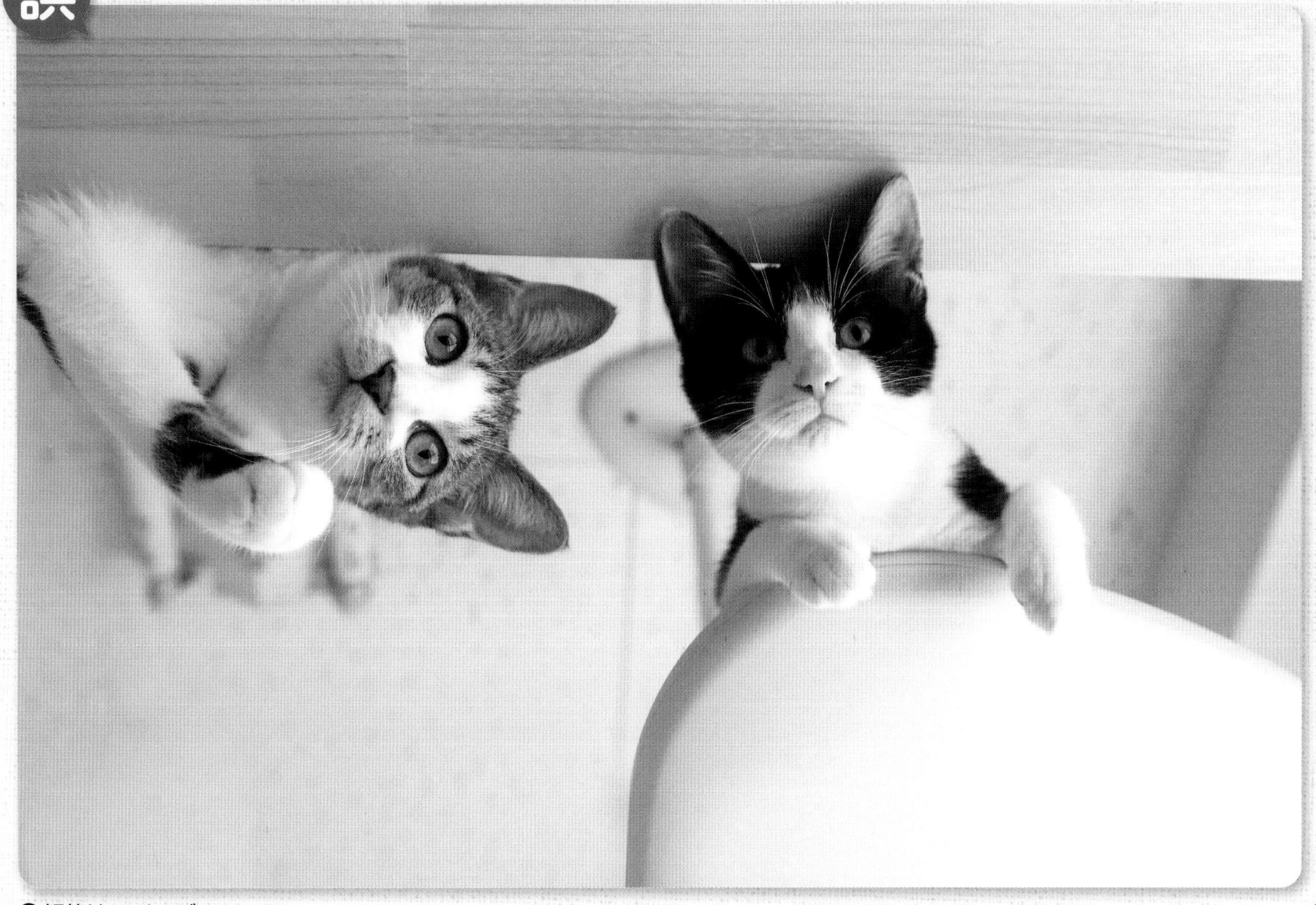

➡解答は67ページ

30 校長ねこ

はい。みなさんが
静かになるまで
30分待ちました

1分で見つけた数	個
全部見つけるまでの時間	分　秒

正

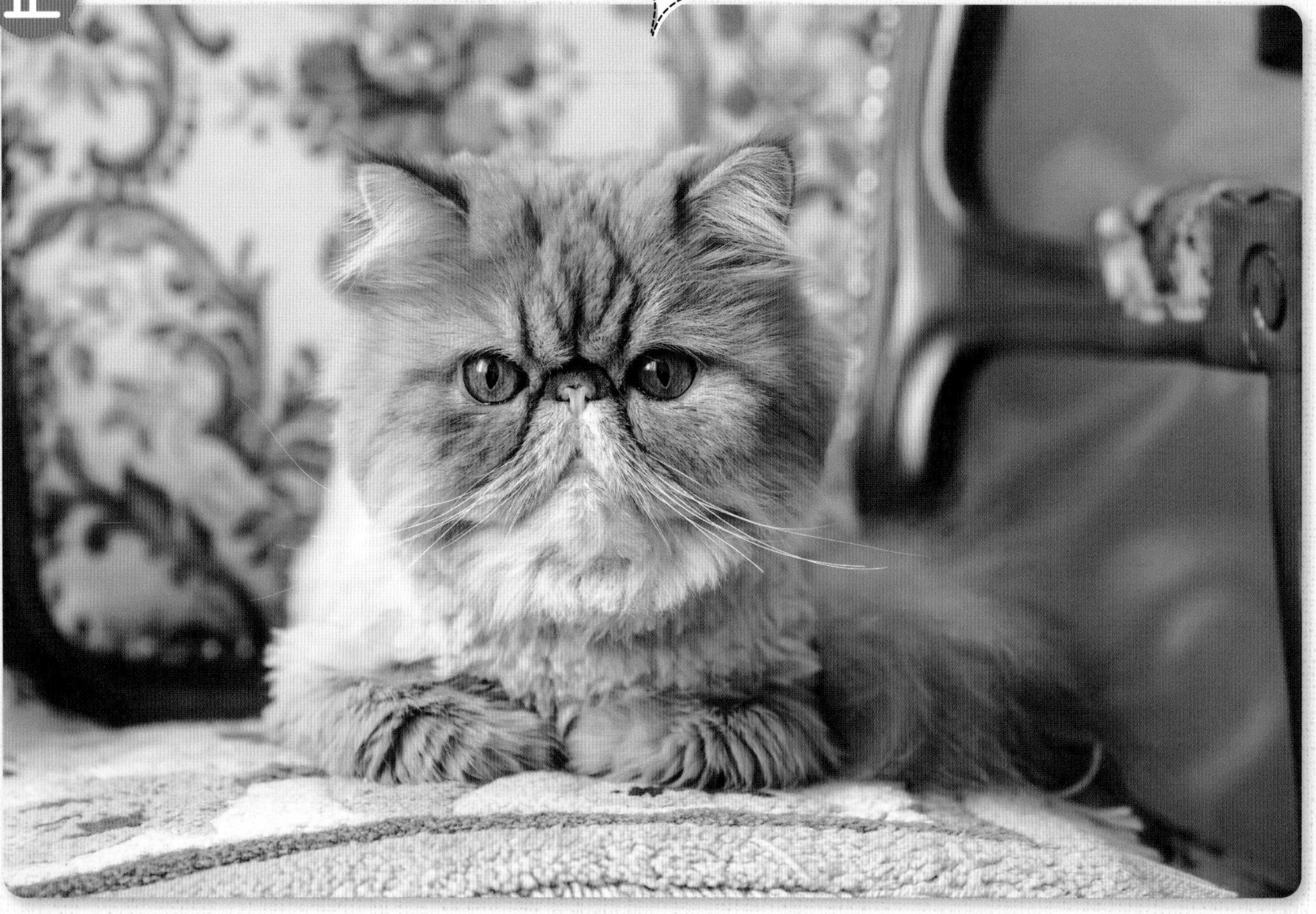

誤　まちがいは5つ。1分で探してにゃ。

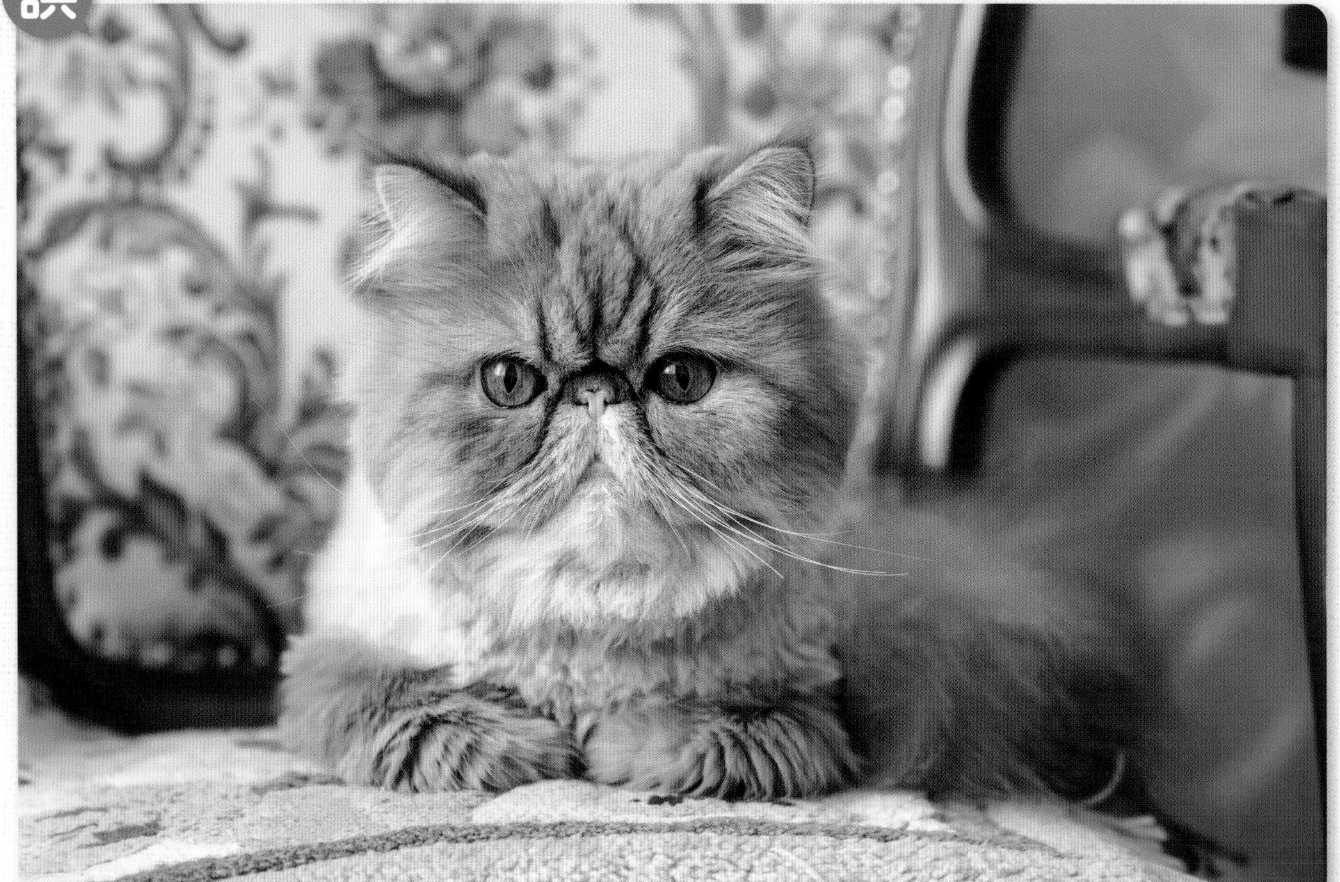

➡解答は67ページ

31 ジロリねこ

何がそんなに
おもしろいのよ

1分で見つけた数	個
全部見つけるまでの時間	分　秒

正

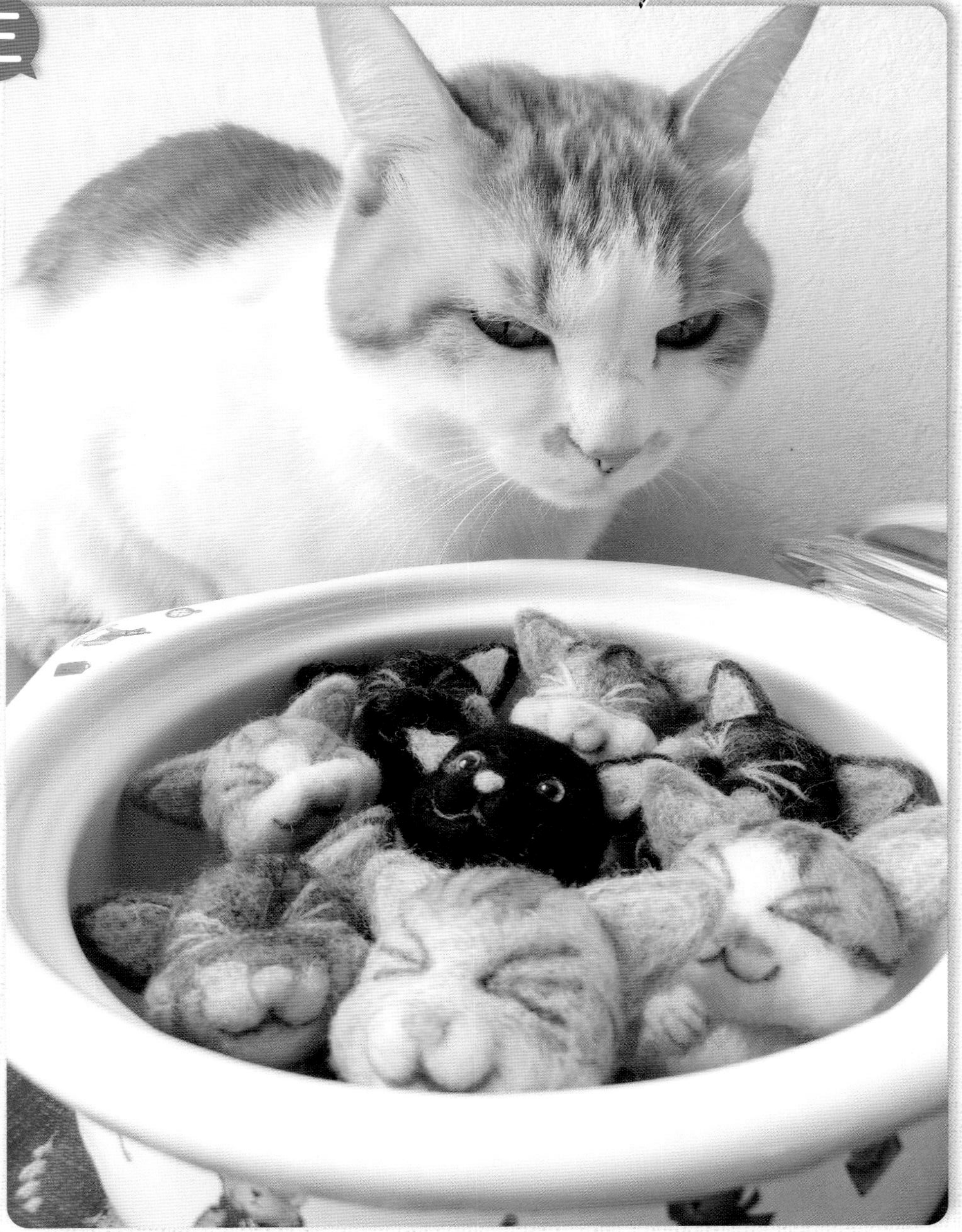

誤

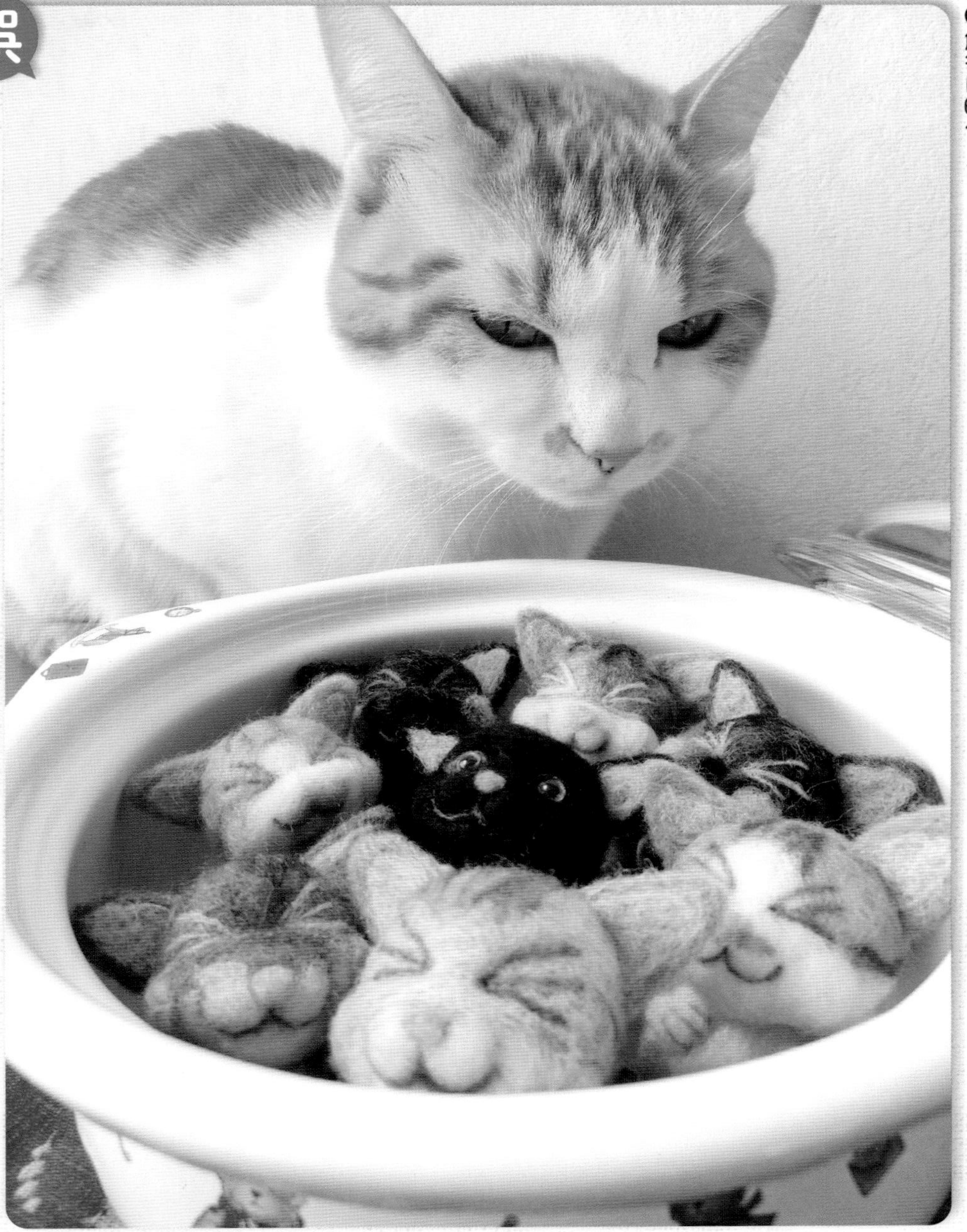

まちがいは5つ。1分で探してにゃ。

➡解答は68ページ

32 わがままねこ

だから、
コタツ出してって

1分で見つけた数	個	
全部見つけるまでの時間	分	秒

正

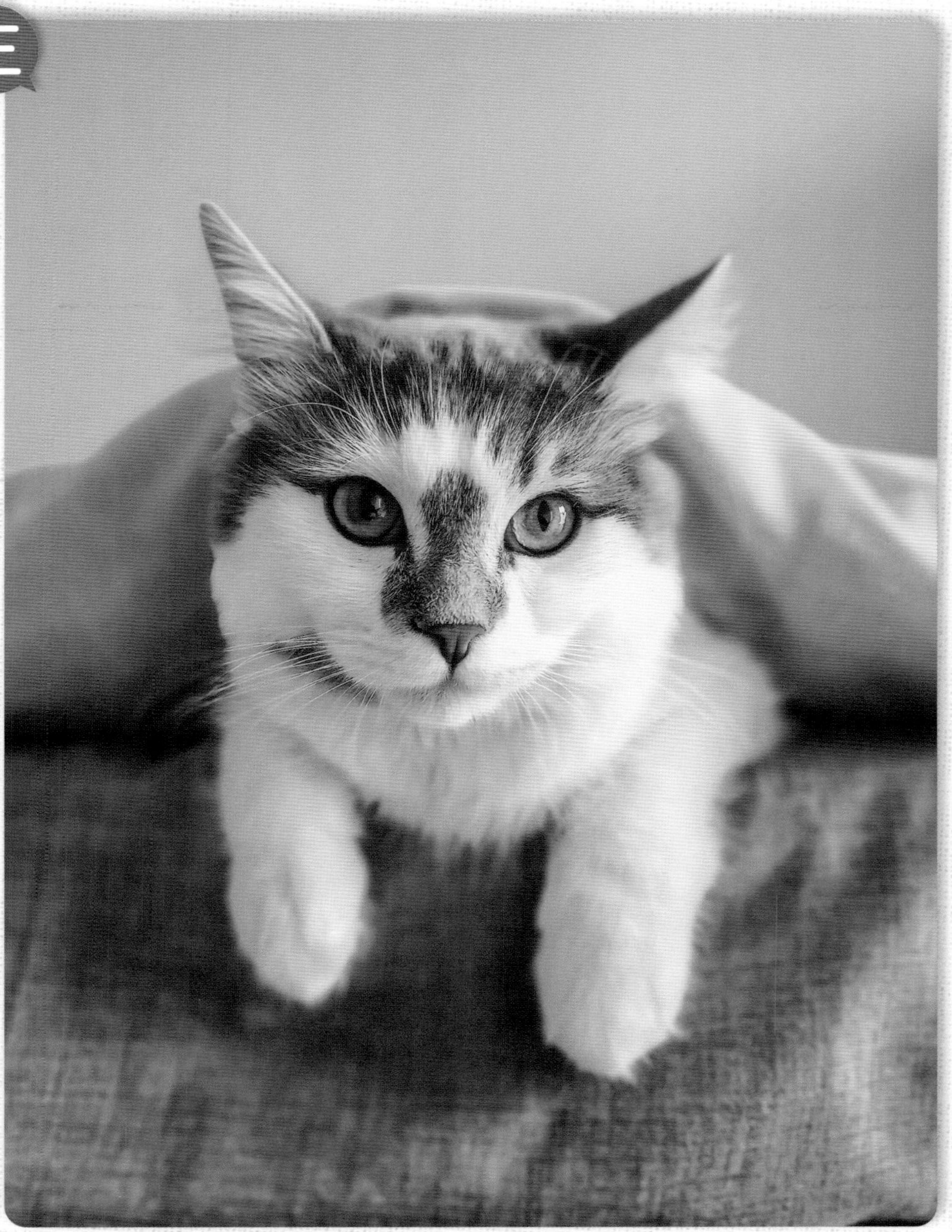

誤

まちがいは5つ。1分で探してにゃ。

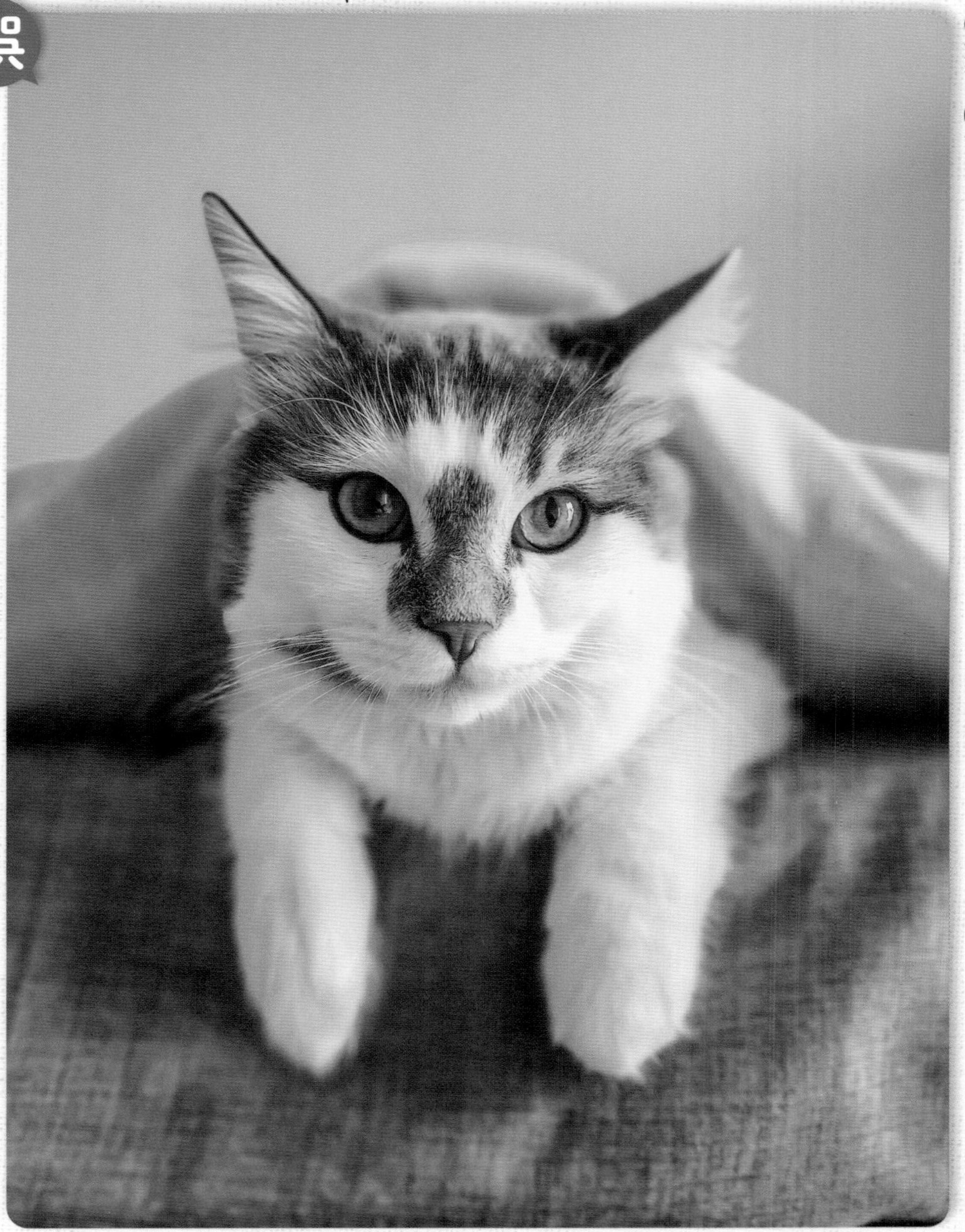

➡解答は68ページ

33 ピンチねこ

降りれにゃい…

1分で見つけた数	個
全部見つけるまでの時間	分　秒

正

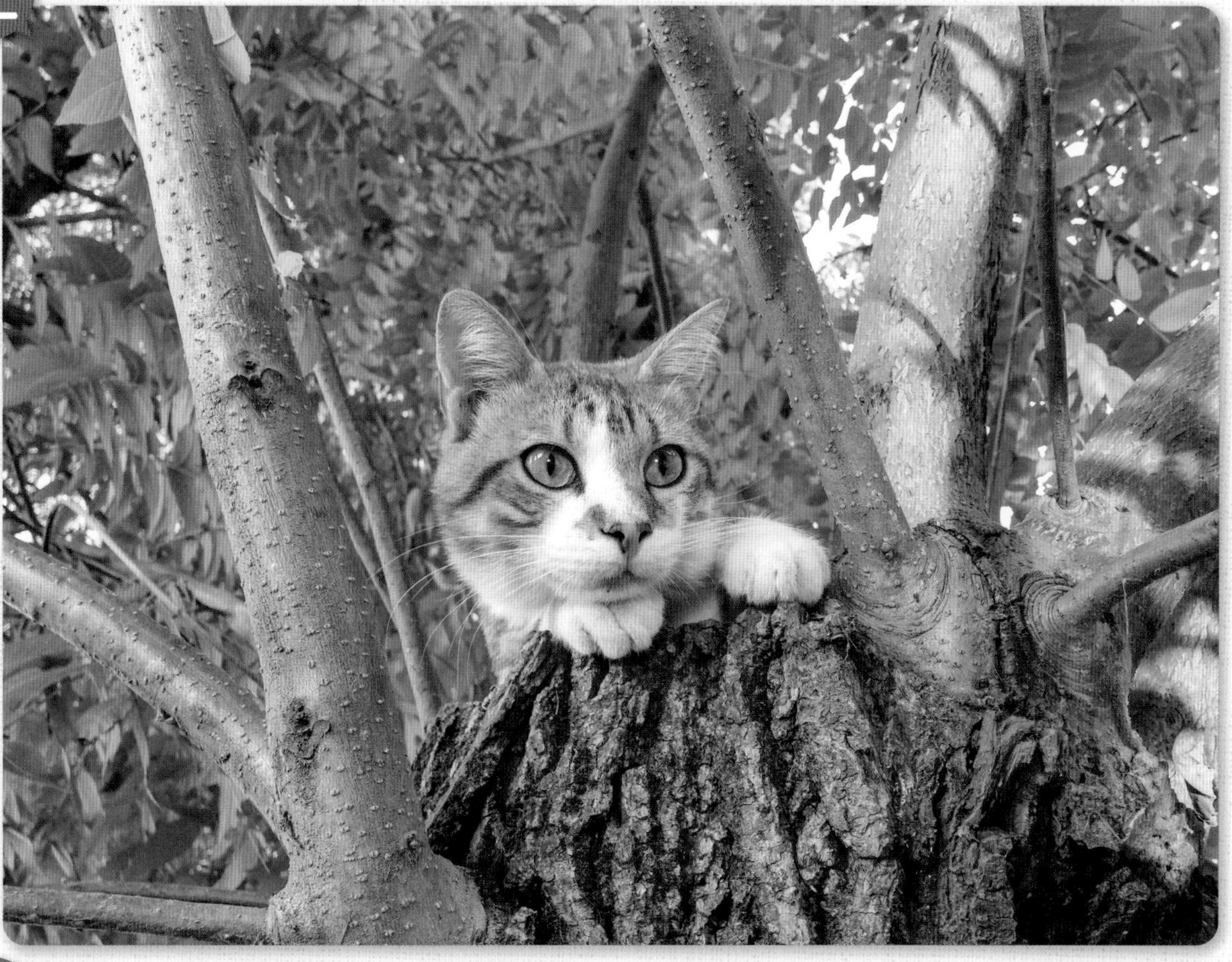

誤

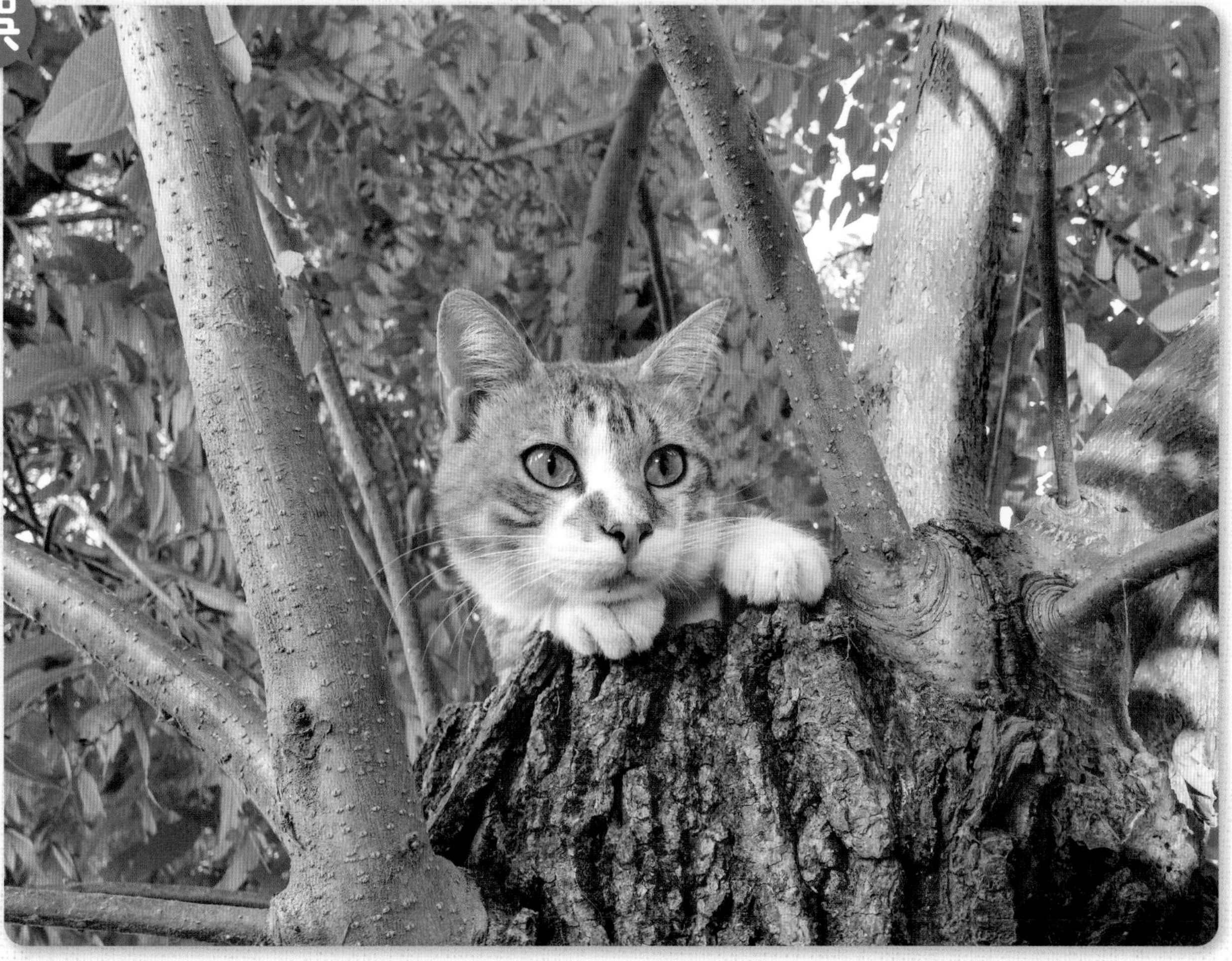

まちがいは5つ。1分で探してにゃ。

➡解答は68ページ

34 頃合いねこ

ツメ伸びて
きたかも～

1分で見つけた数		個
全部見つけるまでの時間	分	秒

正

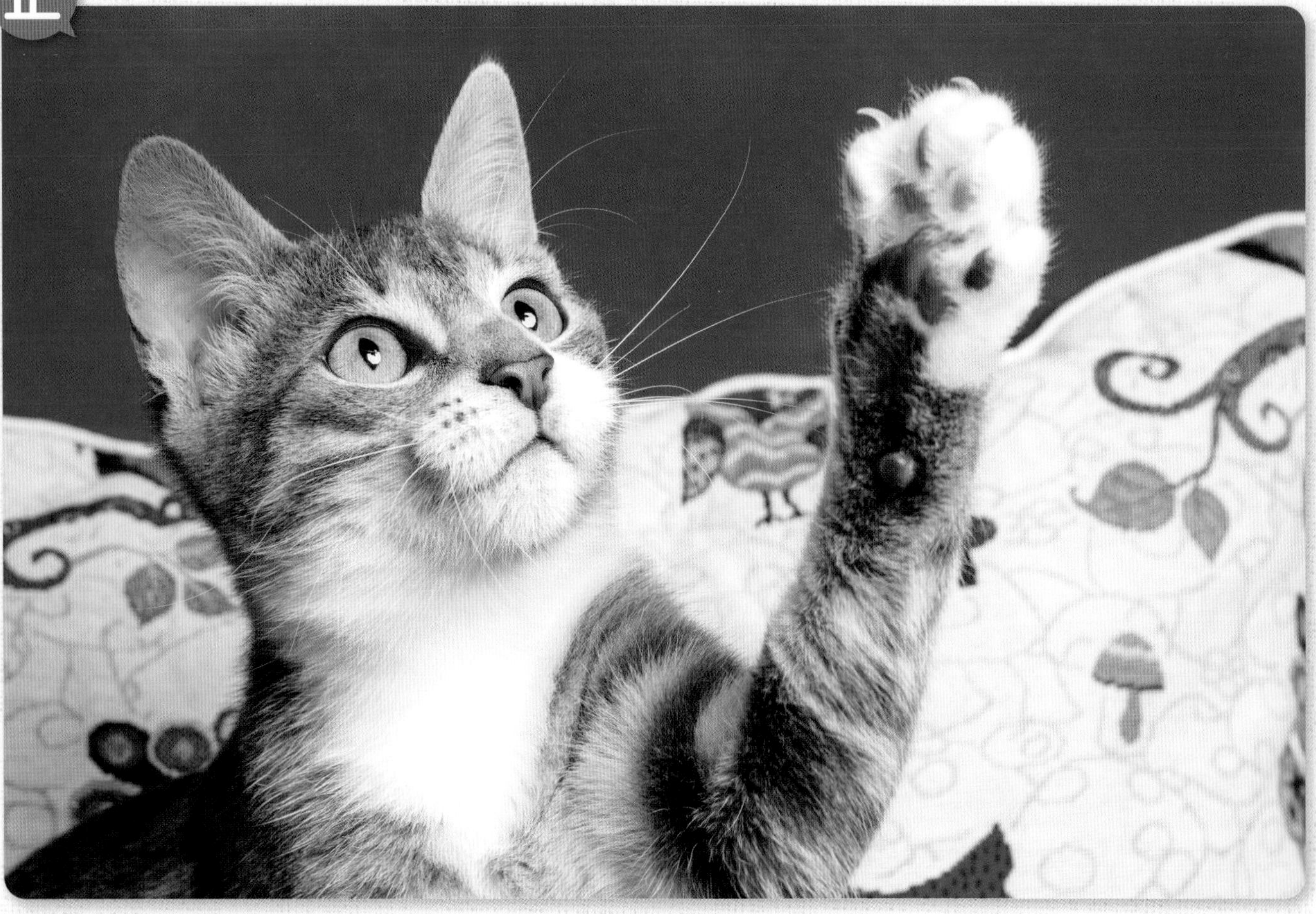

誤

まちがいは5つ。1分で探してにゃ。

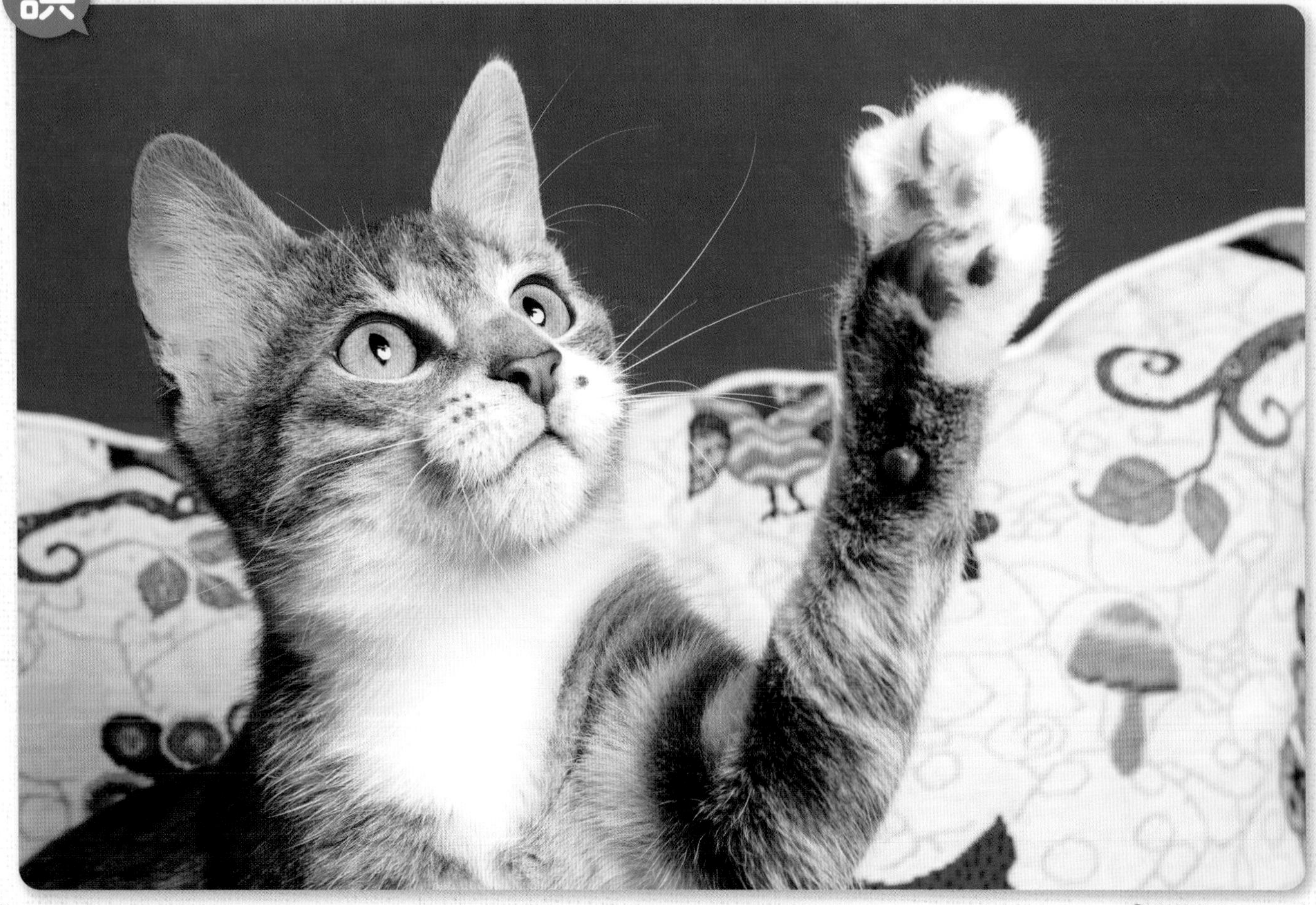

➡解答は68ページ

35 朝帰りねこ

1分で見つけた数	個
全部見つけるまでの時間	分　秒

正

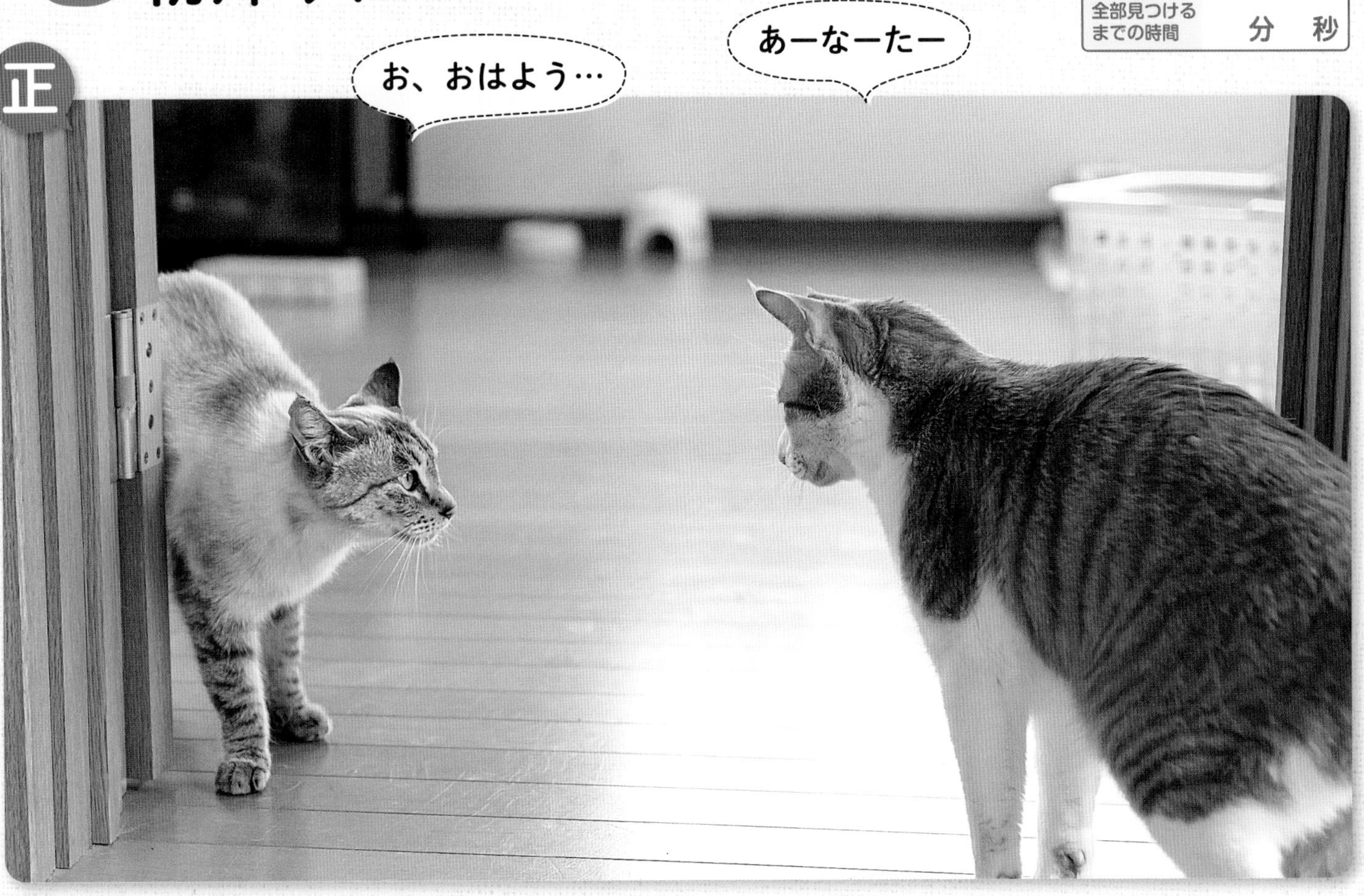

誤

まちがいは5つ。1分で探してにゃ。

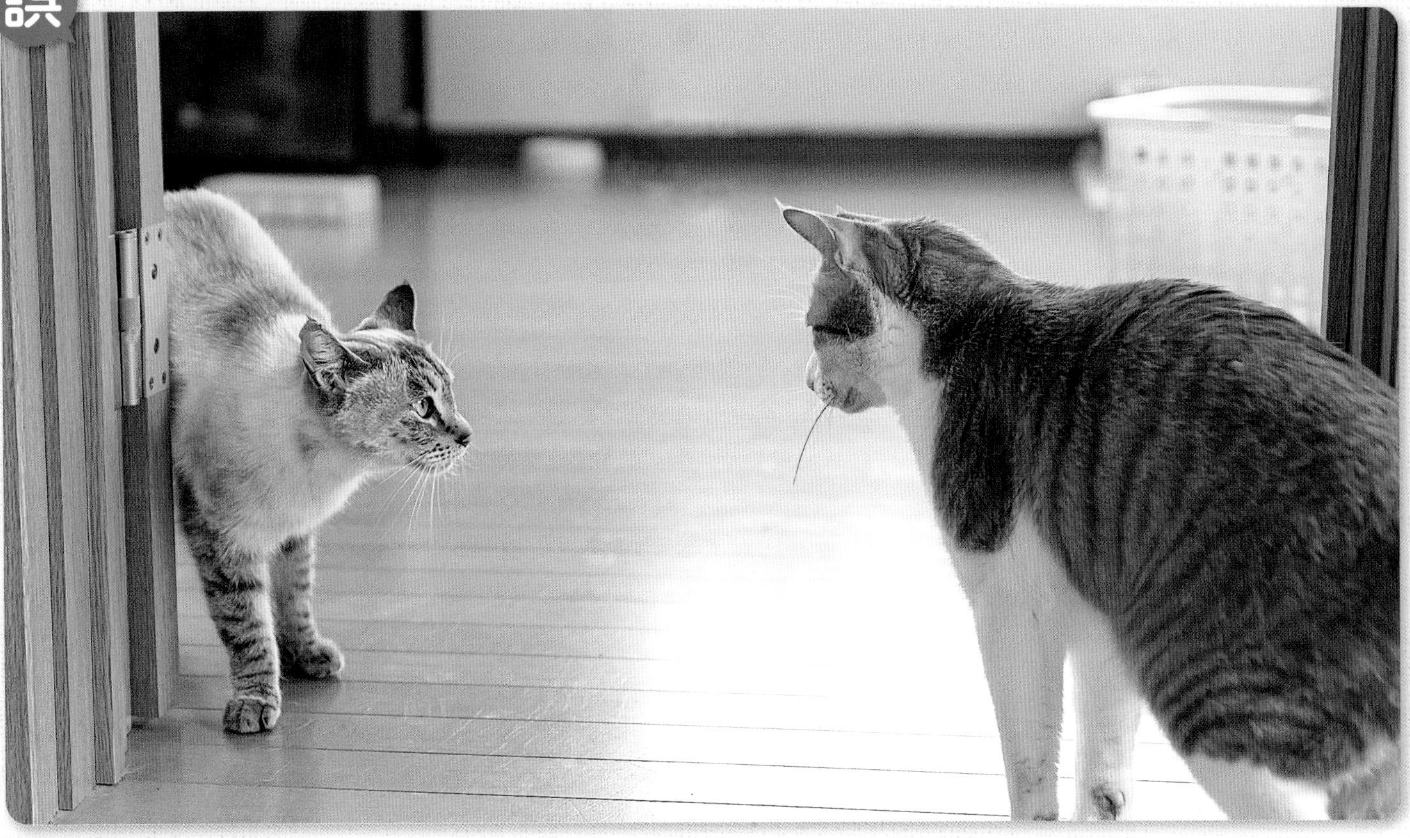

➡解答は68ページ

36 ポートレートねこ

あ、もうちょっと手は上のほうがいいよね？

1分で見つけた数	個
全部見つけるまでの時間	分　秒

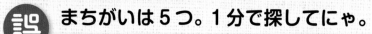

正

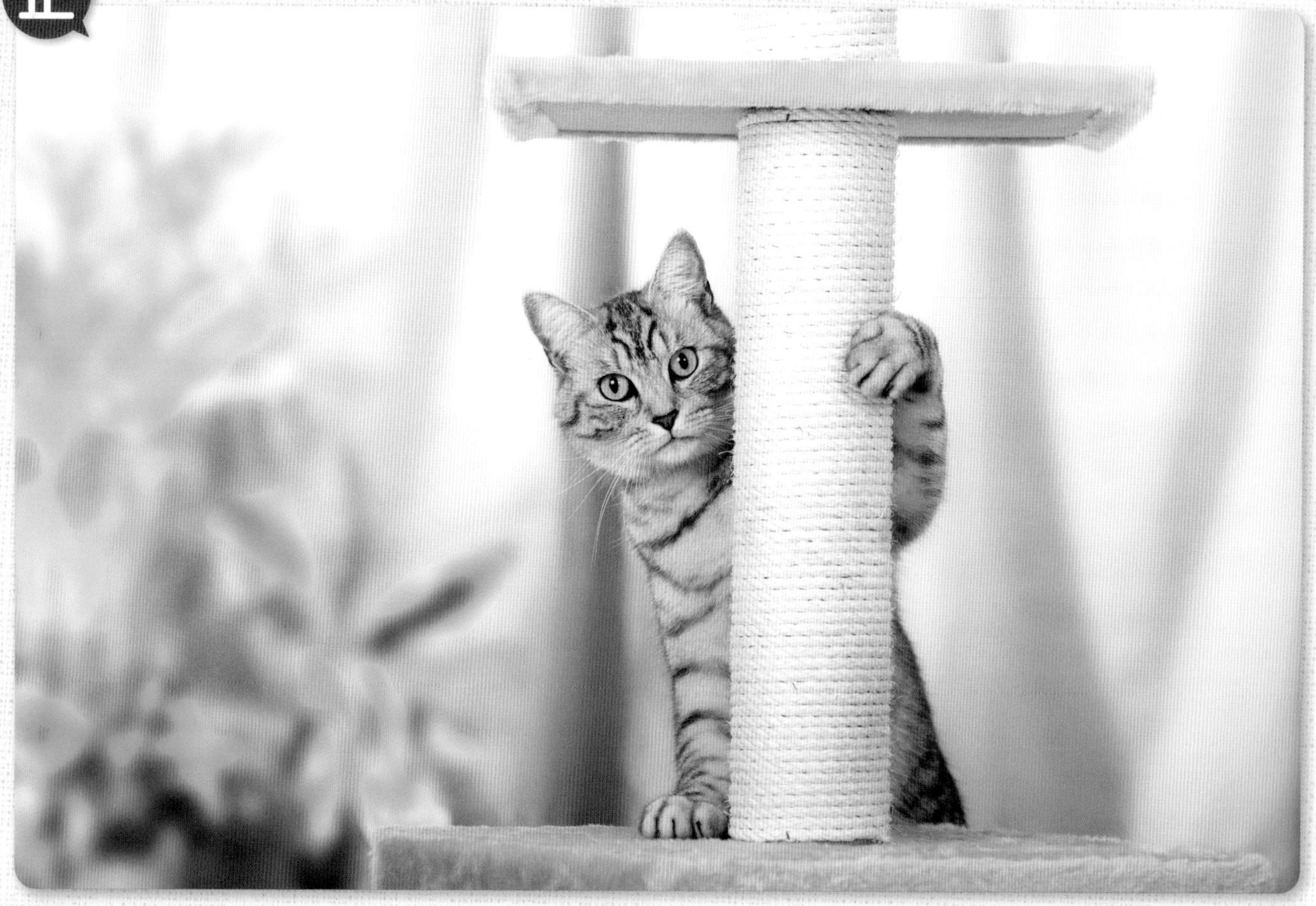

誤　まちがいは５つ。１分で探してにゃ。

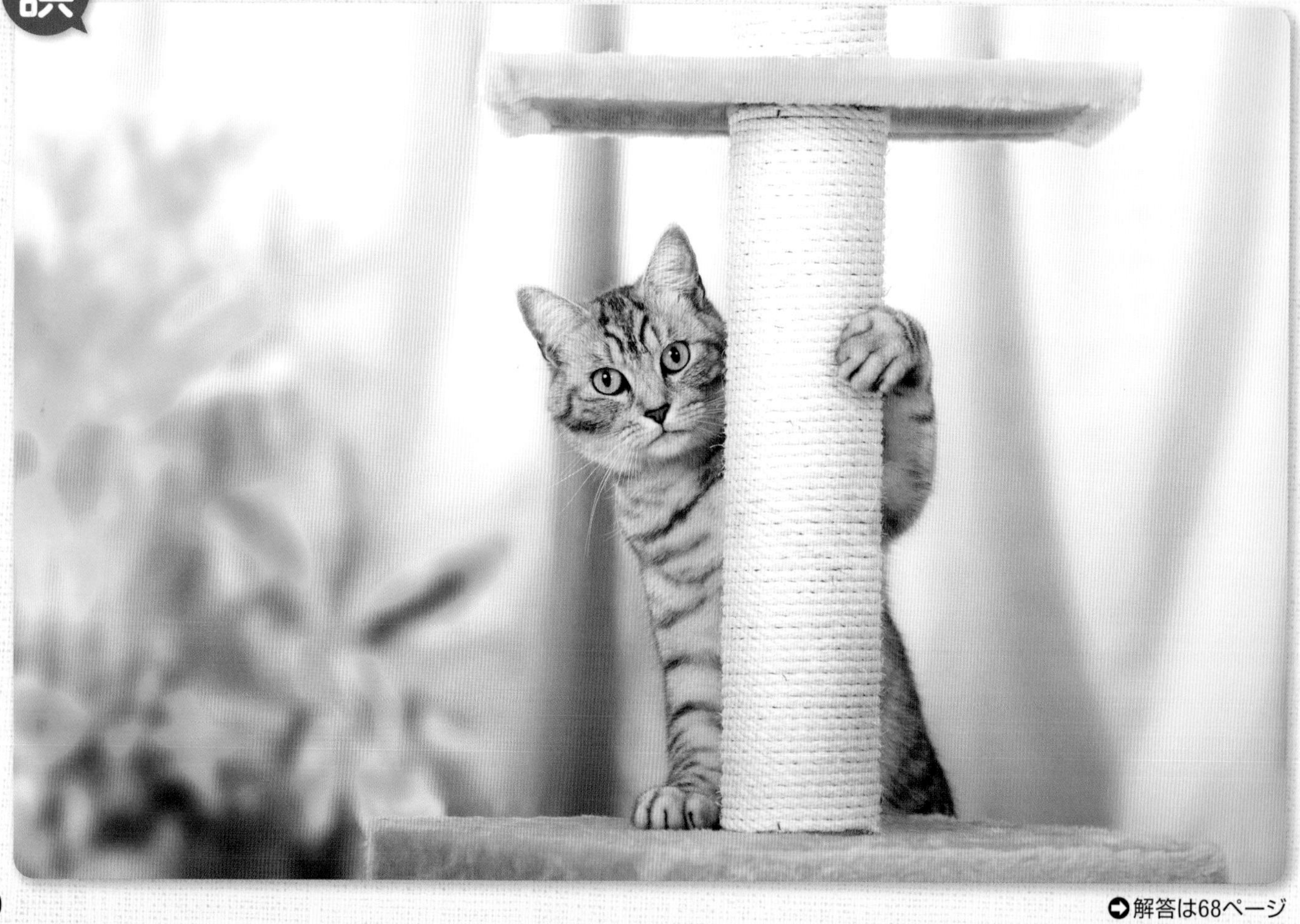

➡解答は68ページ

37 肝冷やしねこ

なんで？　なんでっ…
花ビンが割れてるにゃ!?

1分で見つけた数	個
全部見つけるまでの時間	分　秒

正

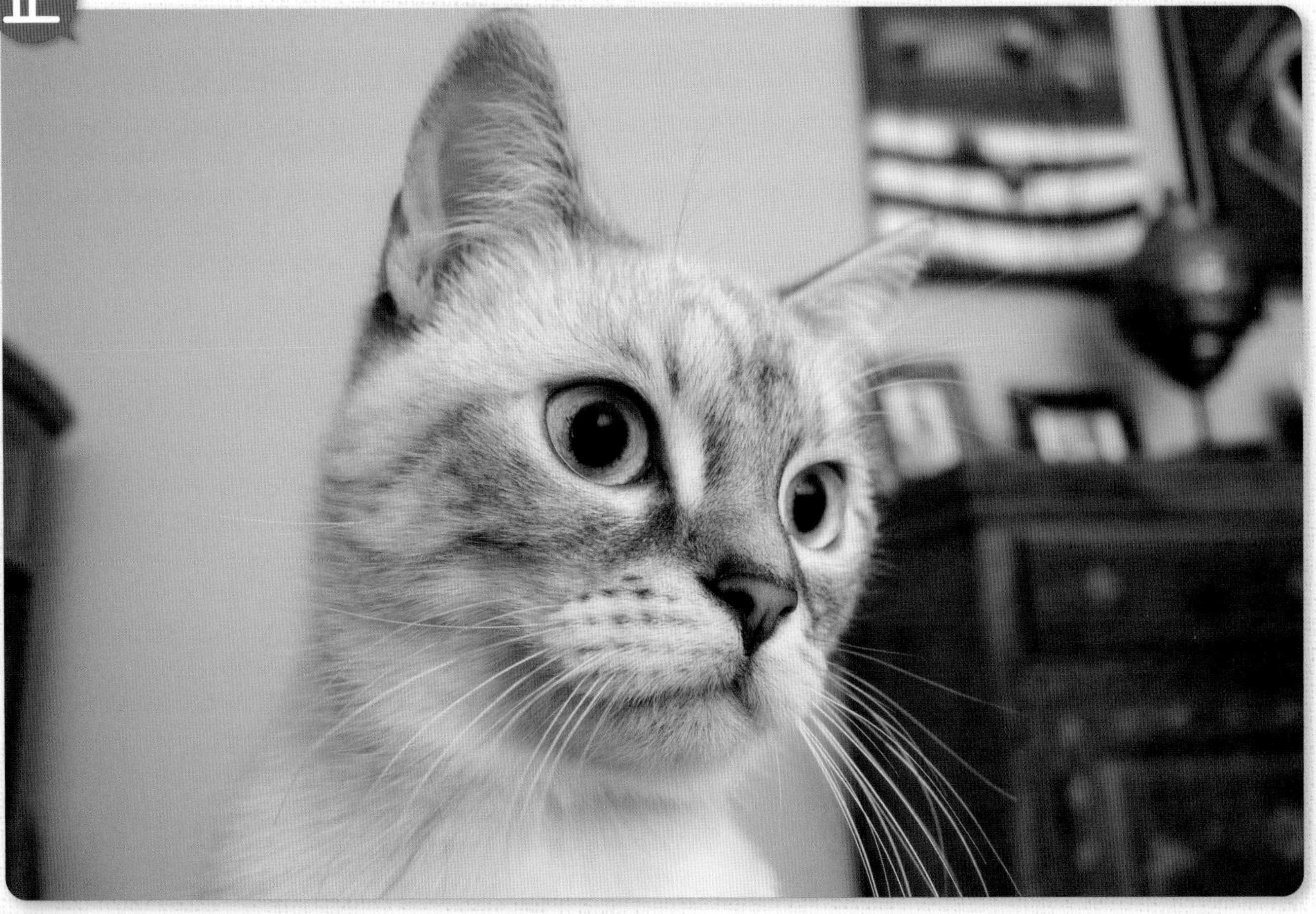

誤 まちがいは5つ。1分で探してにゃ。

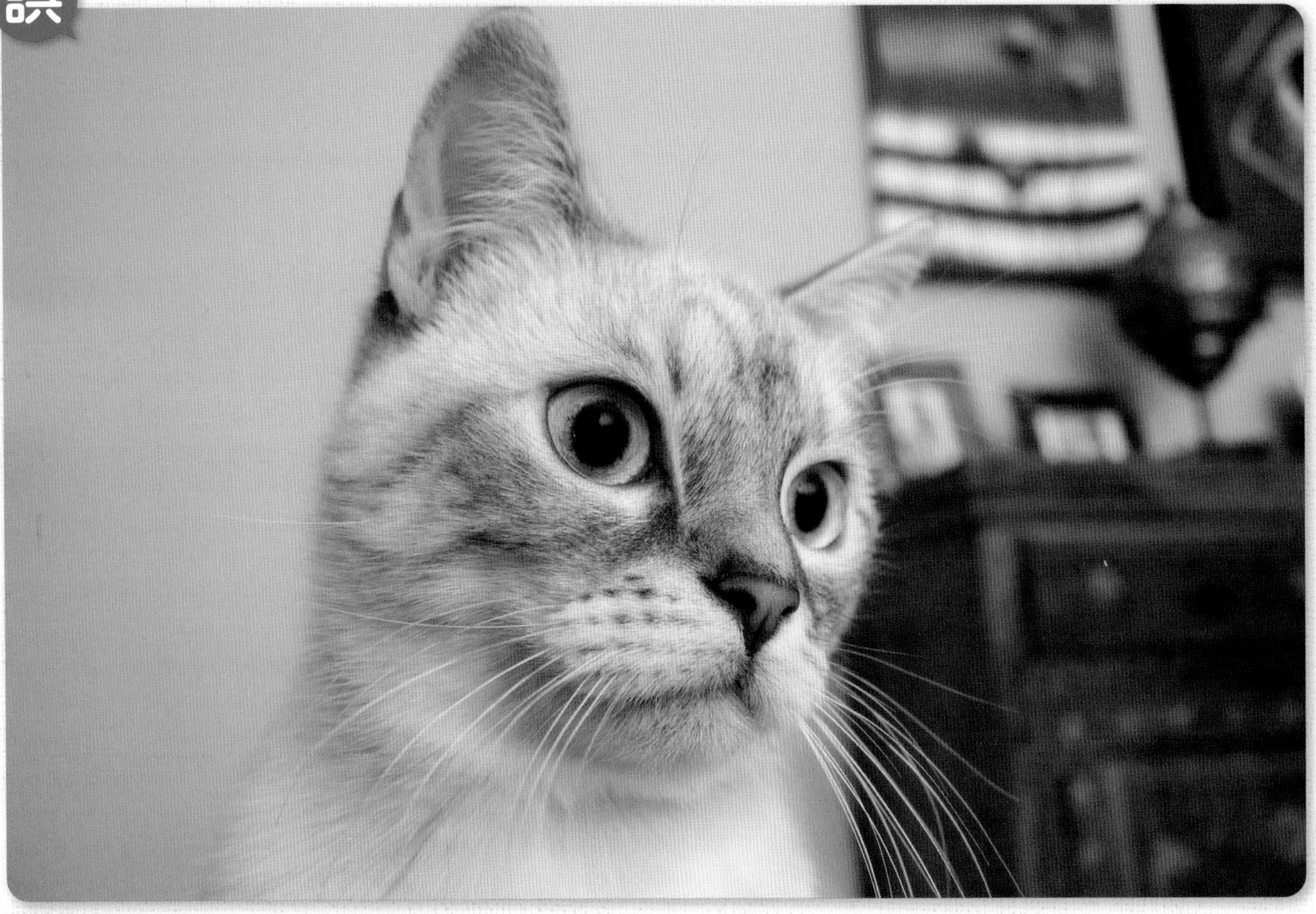

解答は68ページ

38 お風呂初めてねこ

これがお風呂
ですかぁ〜。
あ、いえ、
遠慮しますにゃ

1分で見つけた数	個
全部見つけるまでの時間	分　秒

正

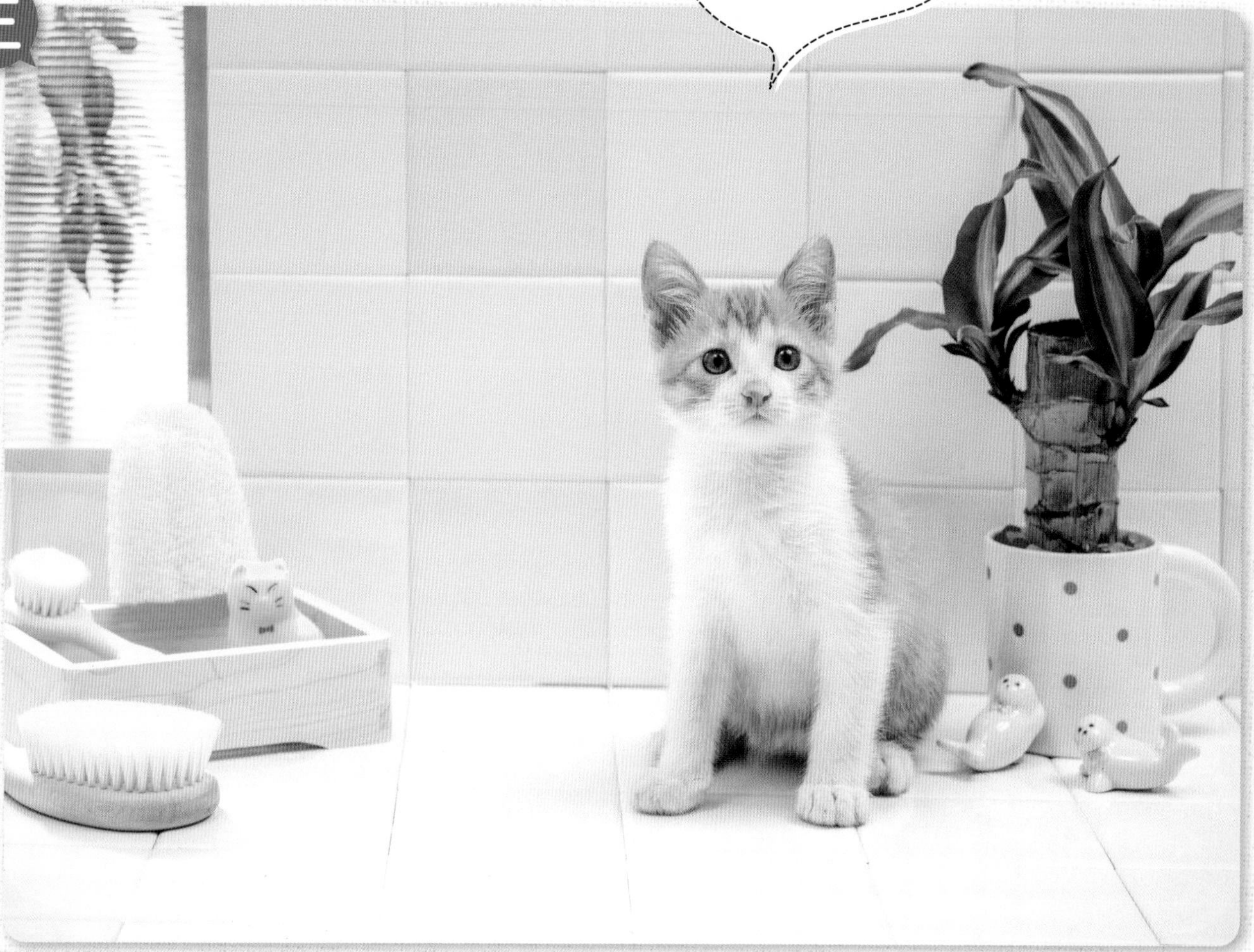

誤

まちがいは5つ。1分で探してにゃ。

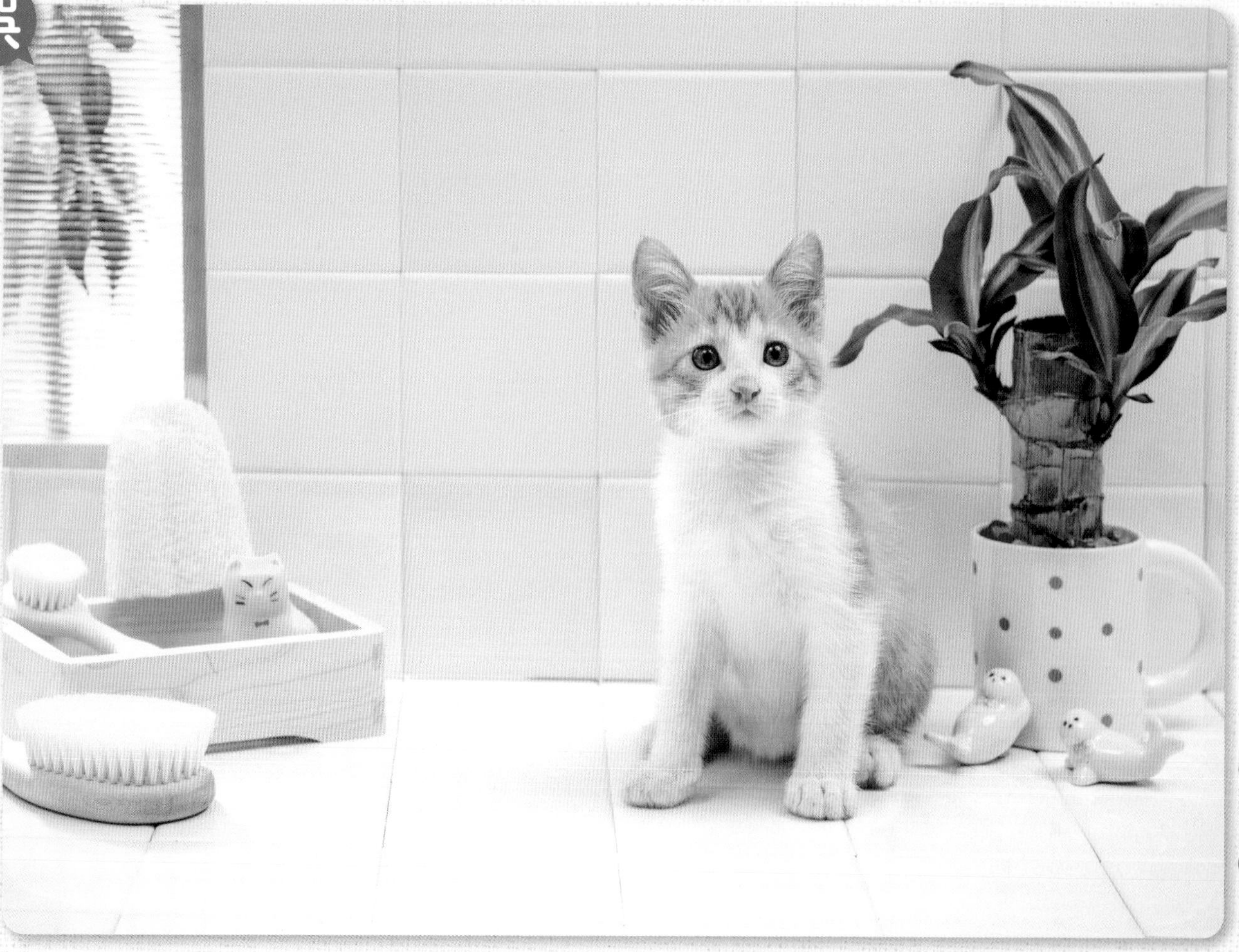

➡解答は68ページ

39 お約束ねこ

お？　パーンチって
やっていいのか？
フリか？

1分で見つけた数	個
全部見つけるまでの時間	分　秒

正

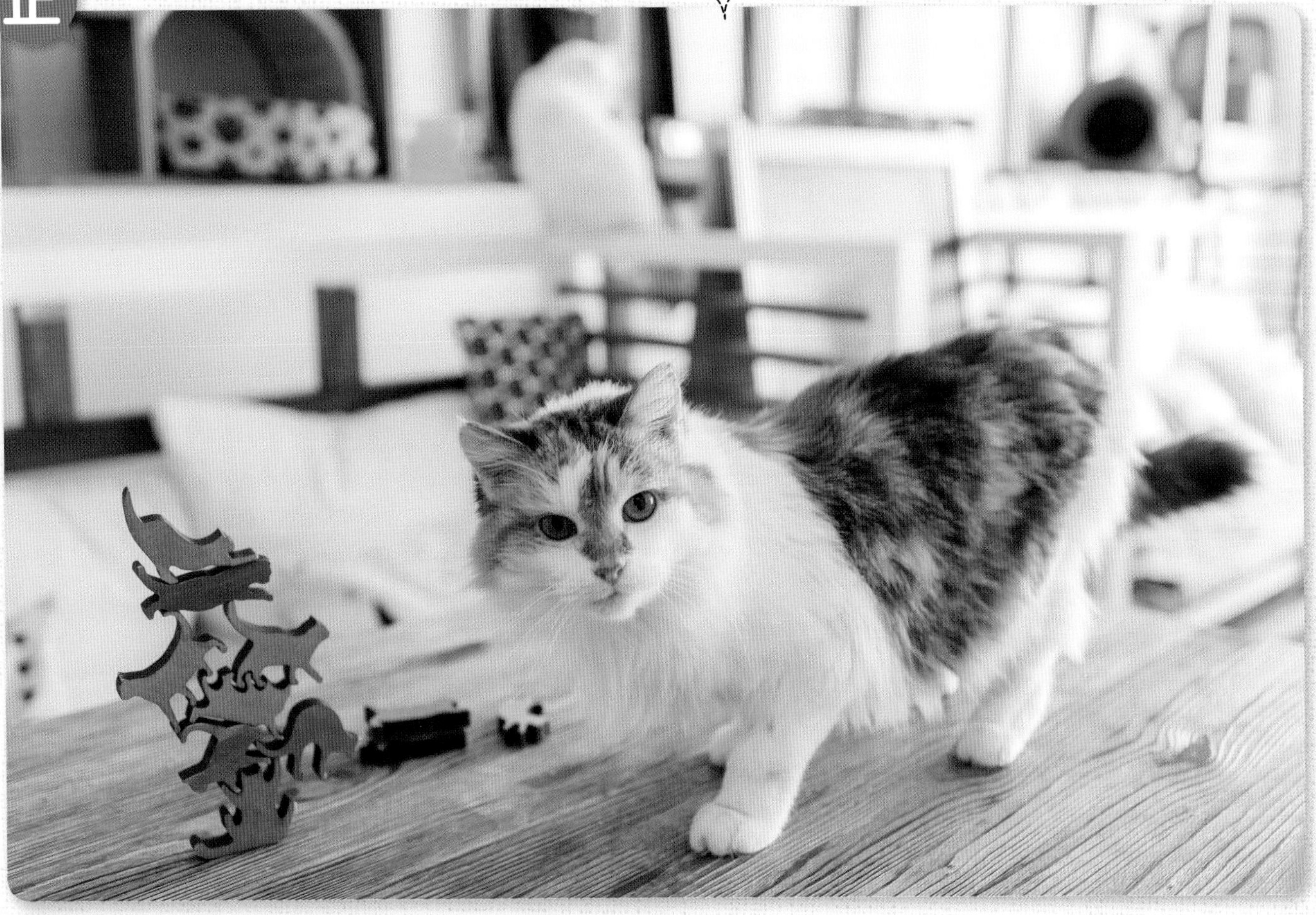

誤　まちがいは５つ。１分で探してにゃ。

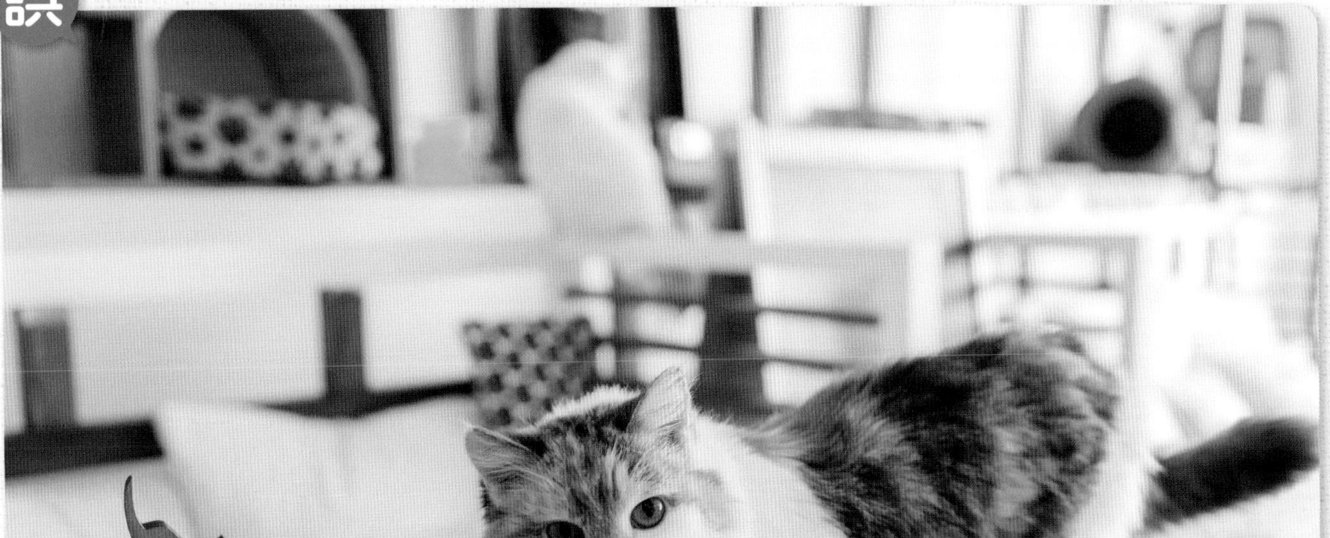

➡解答は69ページ

40 道案内ねこ

この穴から
外に出られるんだよ。
みんなにはないしょね

1分で見つけた数	個
全部見つけるまでの時間	分　秒

正

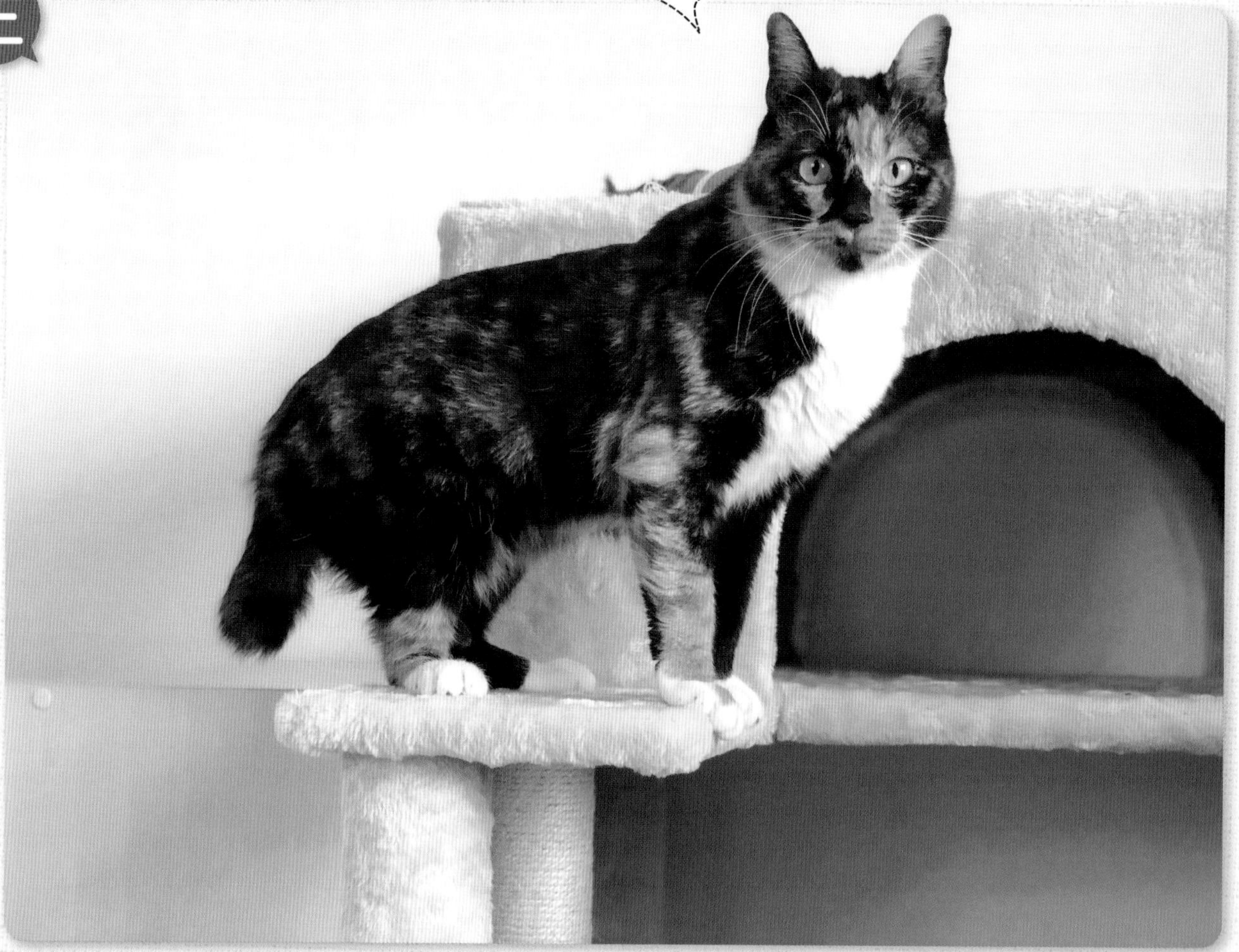

青森県／小野香菜子さんちのちょびまるちゃん

誤

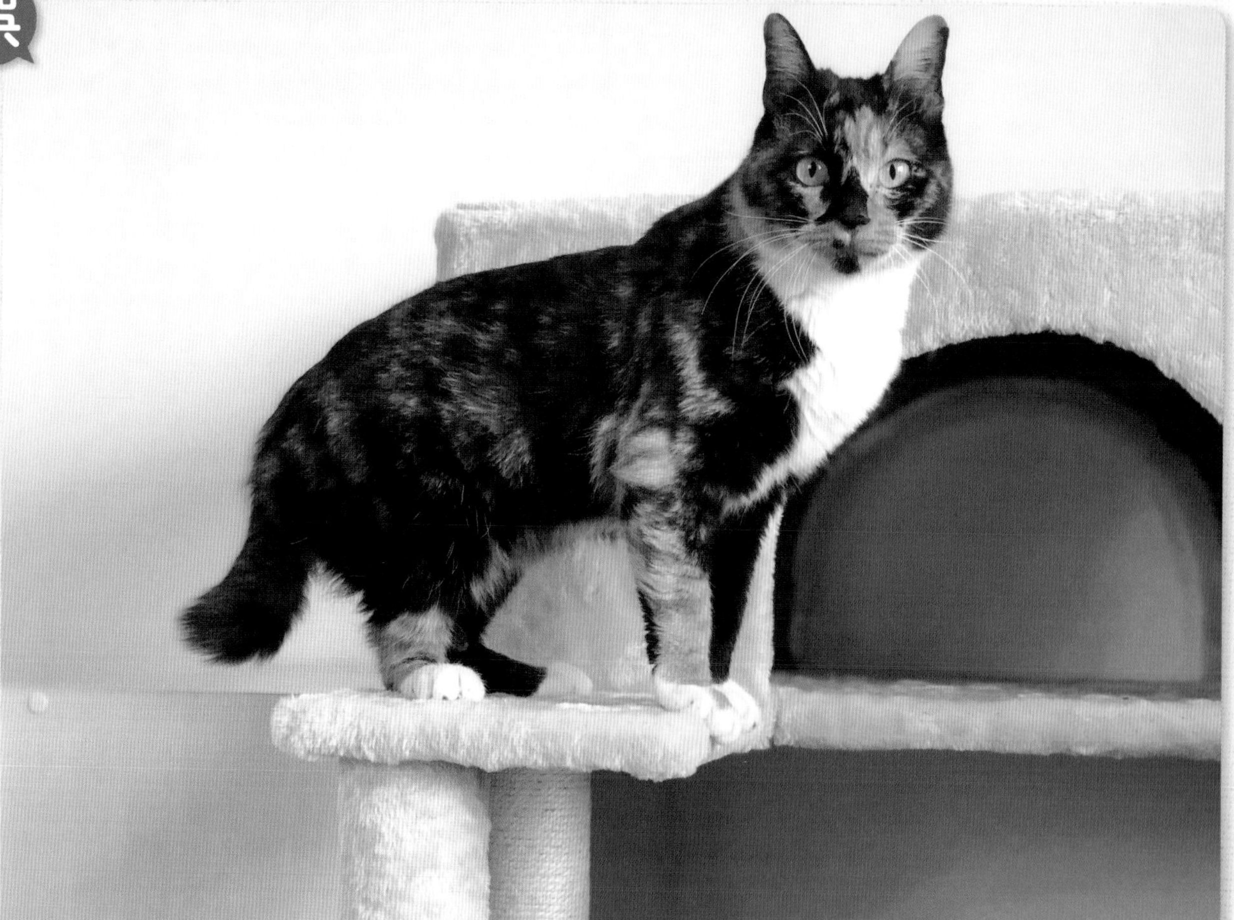

まちがいは5つ。1分で探してにゃ。

➡解答は69ページ

41 手芸ねこ

毛玉セーター
編んでみよーっと

1分で見つけた数	個
全部見つけるまでの時間	分　秒

正

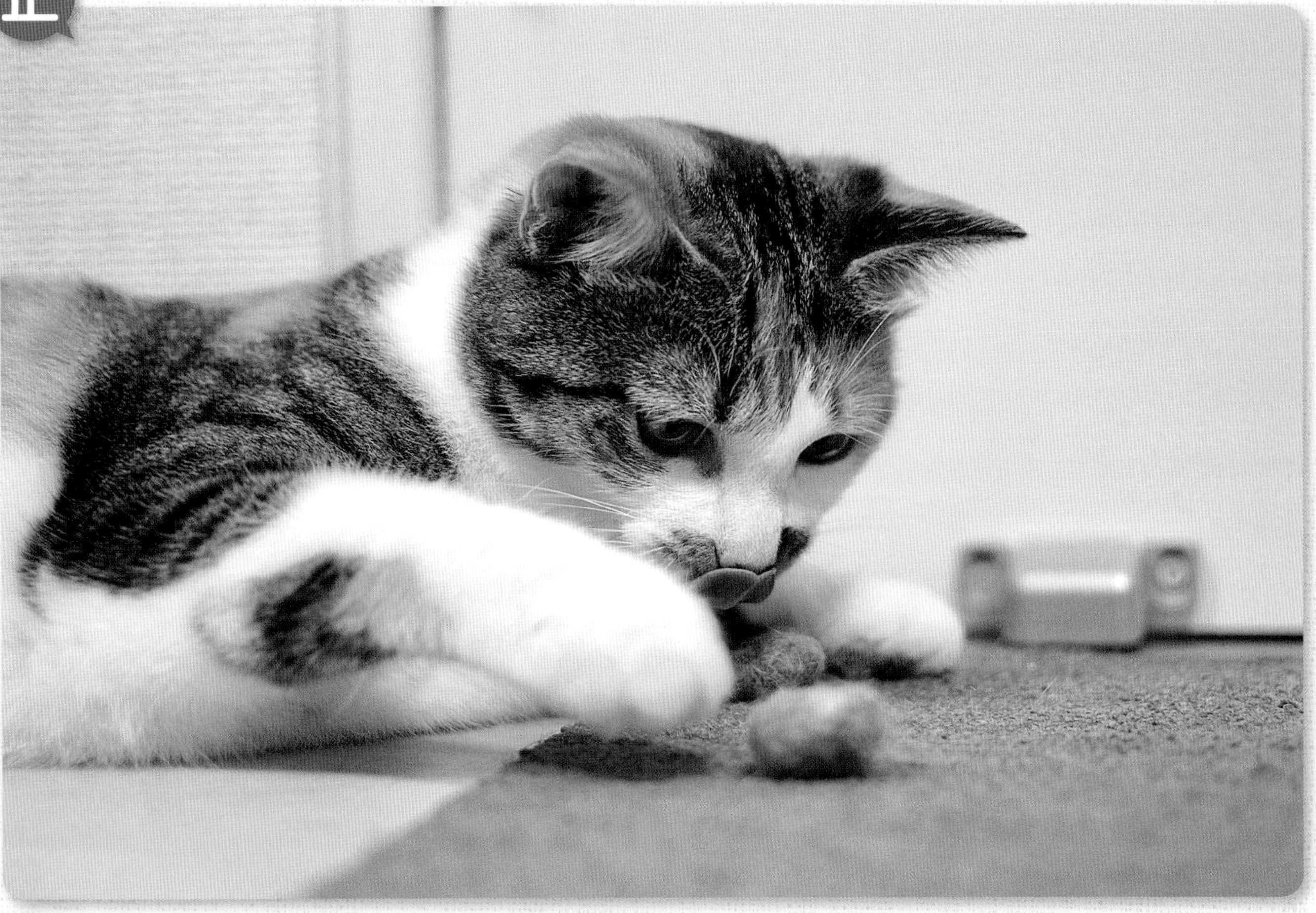

誤　まちがいは５つ。１分で探してにゃ。

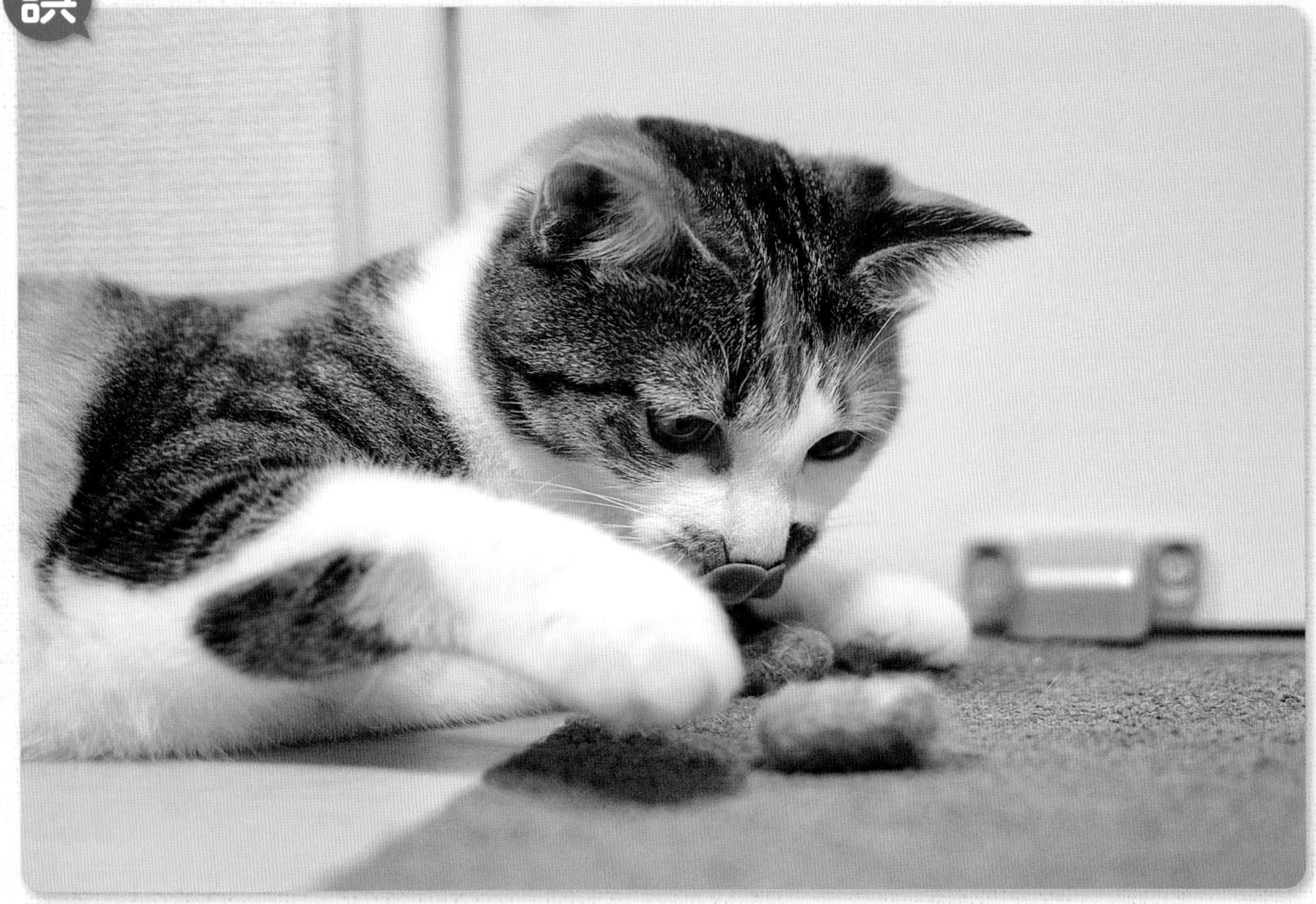

➡解答は69ページ

42 大盛り天丼ねこ

今日はサービスデー。
エビのテンプラつきにゃ

1分で見つけた数　個
全部見つけるまでの時間　分　秒

正

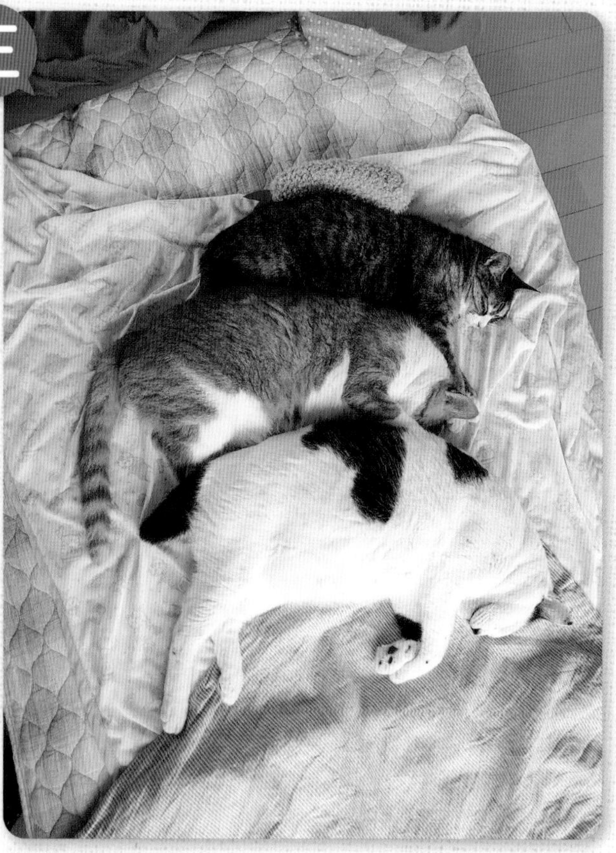

まちがいは5つ。1分で探してにゃ。

誤

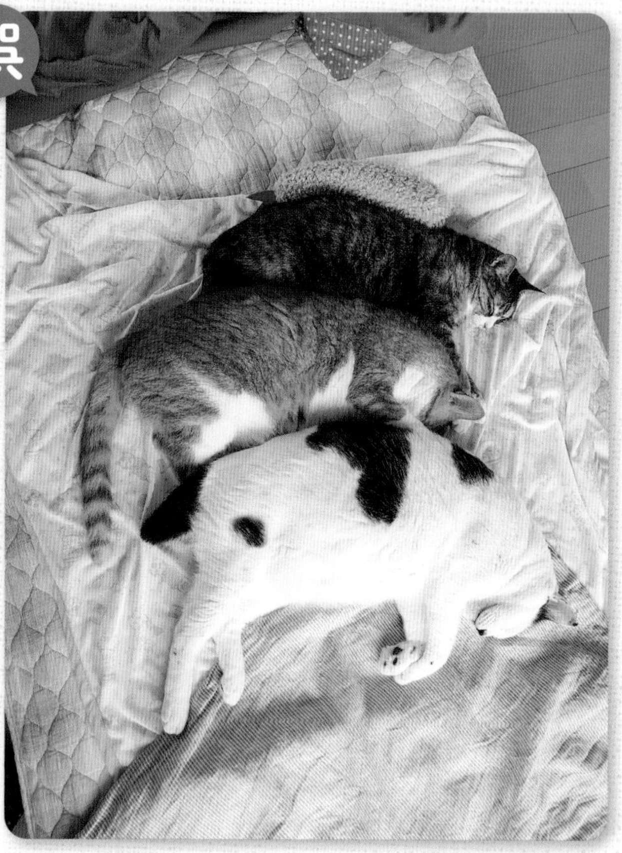

東京都／bossnecoさんちのcocoくん、fumiくん、Linちゃん（下から順）

➡解答は69ページ

43 チェックねこ

身だしなみよーし！
かわいさよーし!!

1分で見つけた数　個
全部見つけるまでの時間　分　秒

正

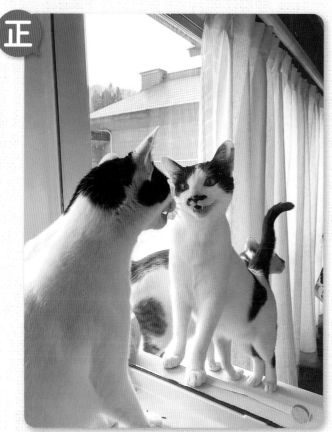

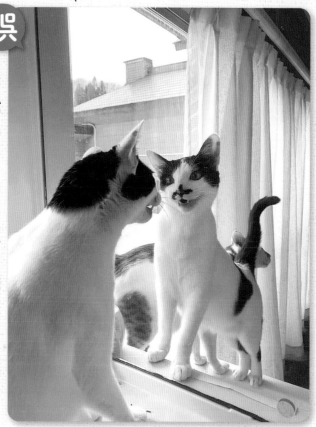

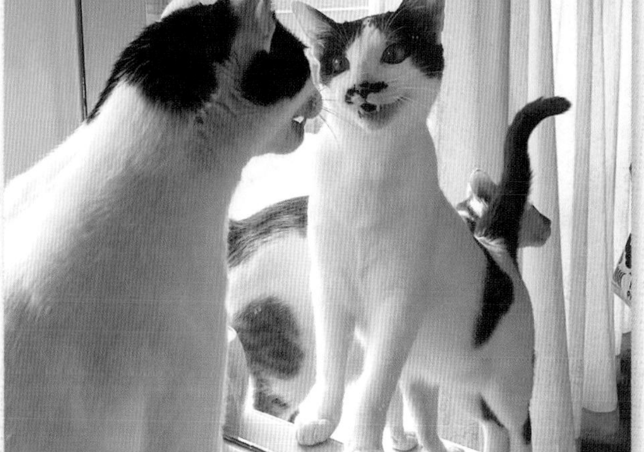

まちがいは5つ。1分で探してにゃ。

誤

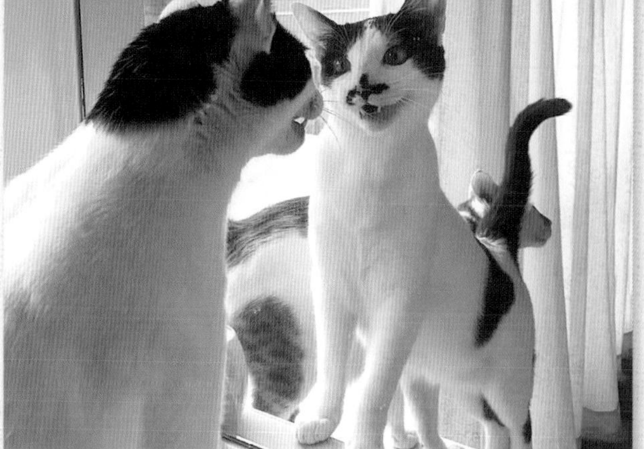

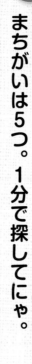

山形県／押切さんちのペッパーちゃん（手前）、うどんくん（後）

➡解答は69ページ

44

御用だねこ

正

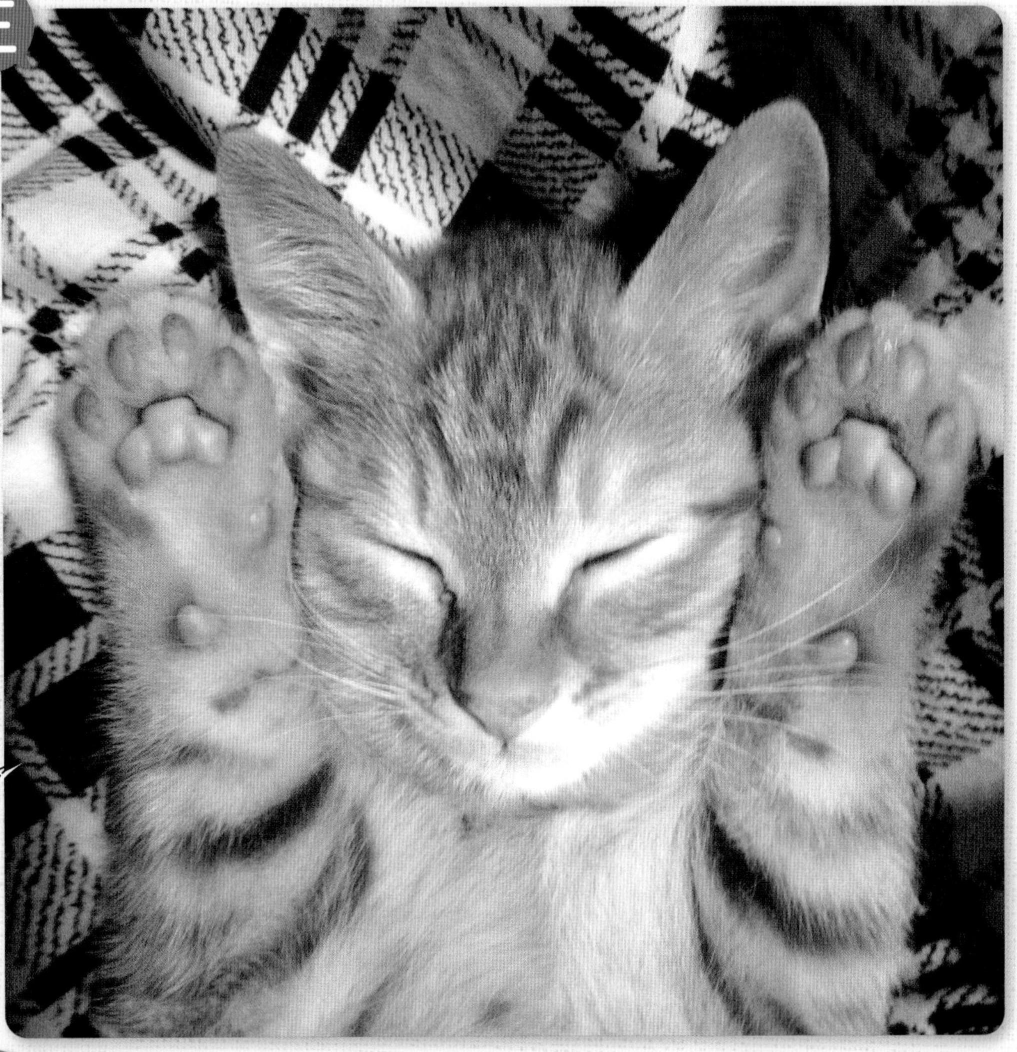

ボクは
無実にゃ～

誤

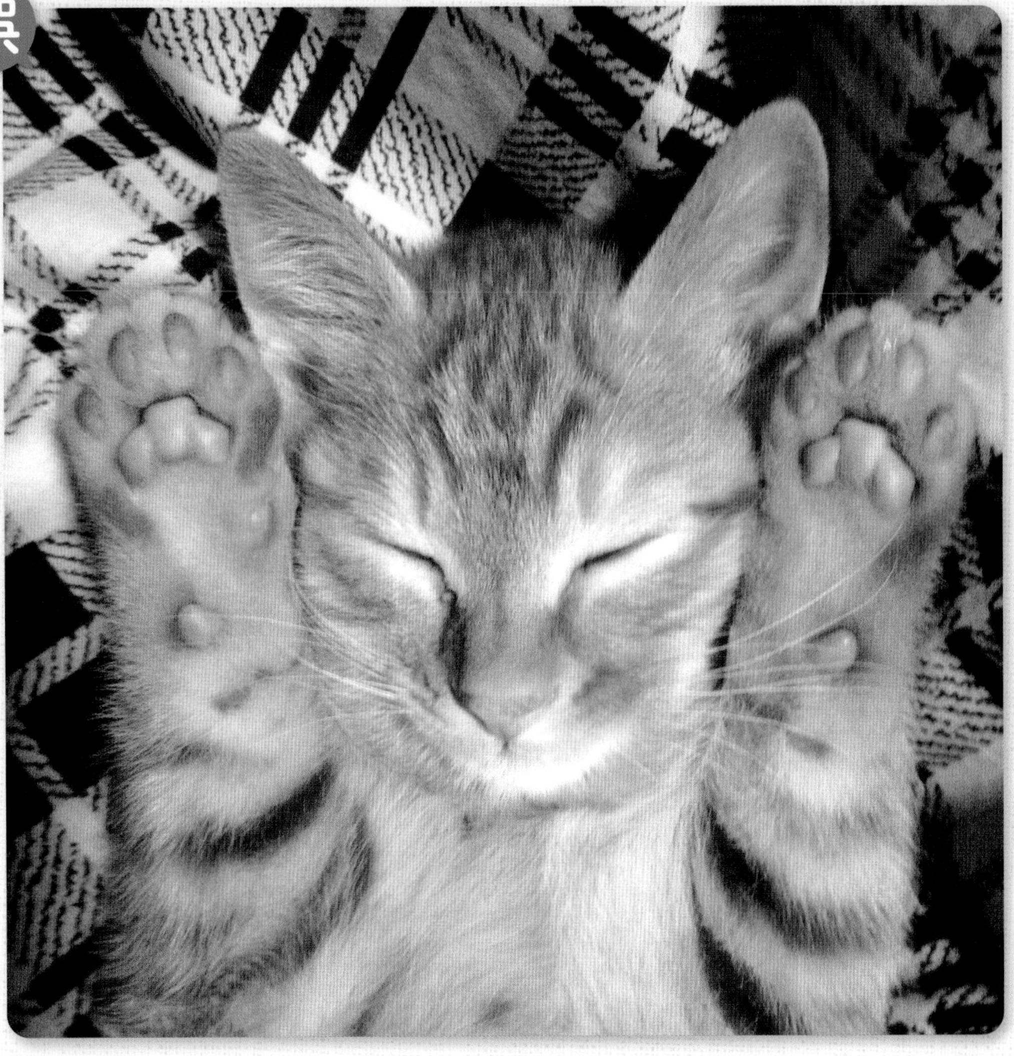

まちがいは5つ。1分で探してにゃ。

1分で見つけた数	個
全部見つけるまでの時間	分　秒

➡解答は69ページ

45 修学旅行わんねこ

正

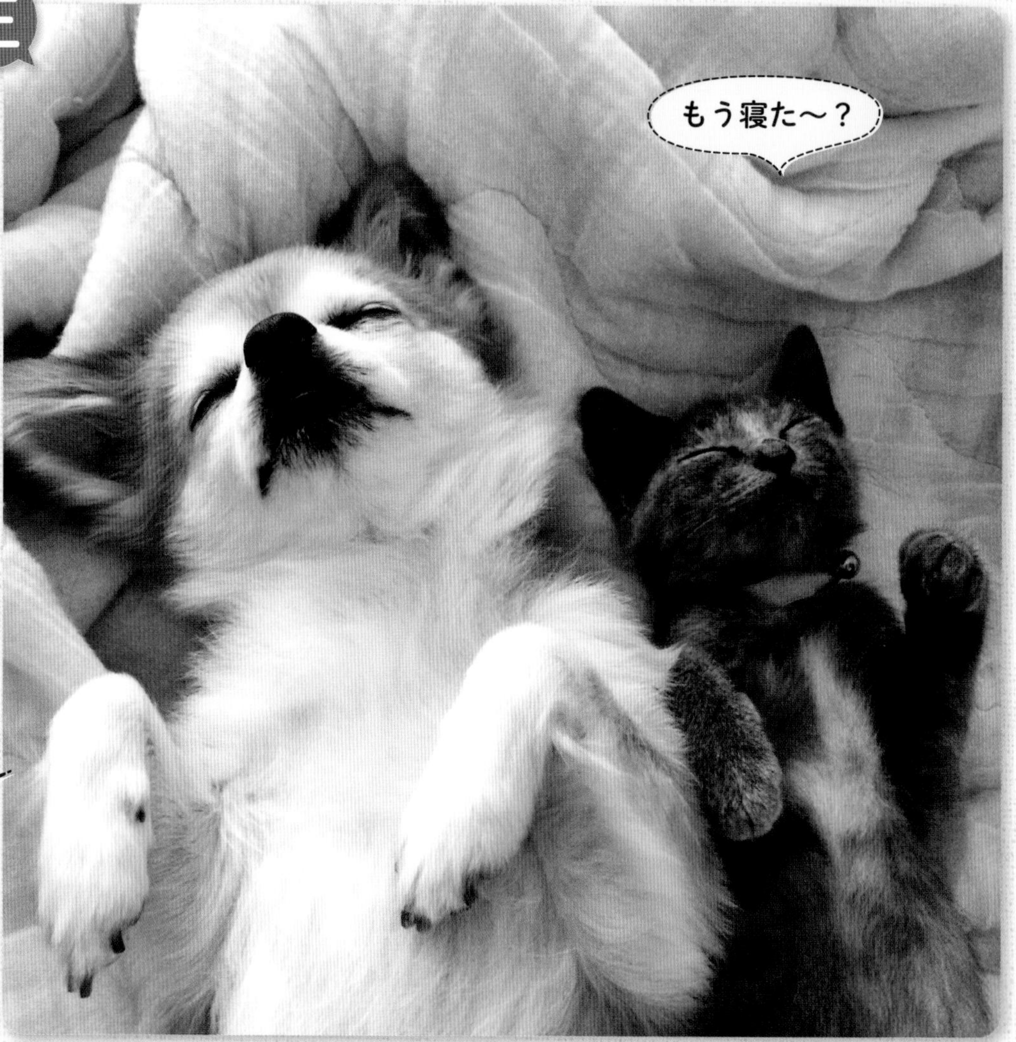

ううん。
目つぶってるだけ

誤

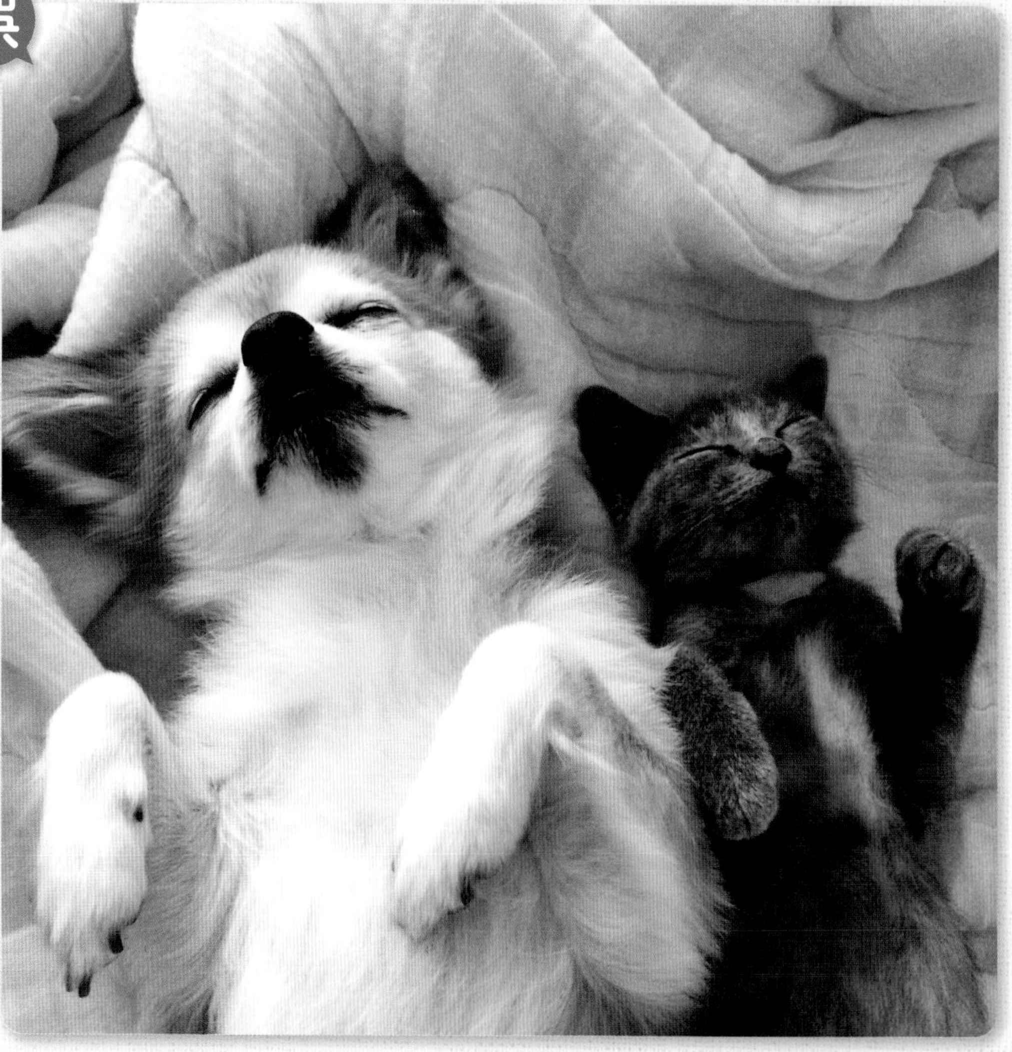

まちがいは5つ。1分で探してにゃ。

1分で見つけた数		個
全部見つけるまでの時間	分	秒

➡解答は69ページ

46 形態模にゃ

シロフクロウに
へんしーーん！

1分で見つけた数	個
全部見つけるまでの時間	分　秒

正

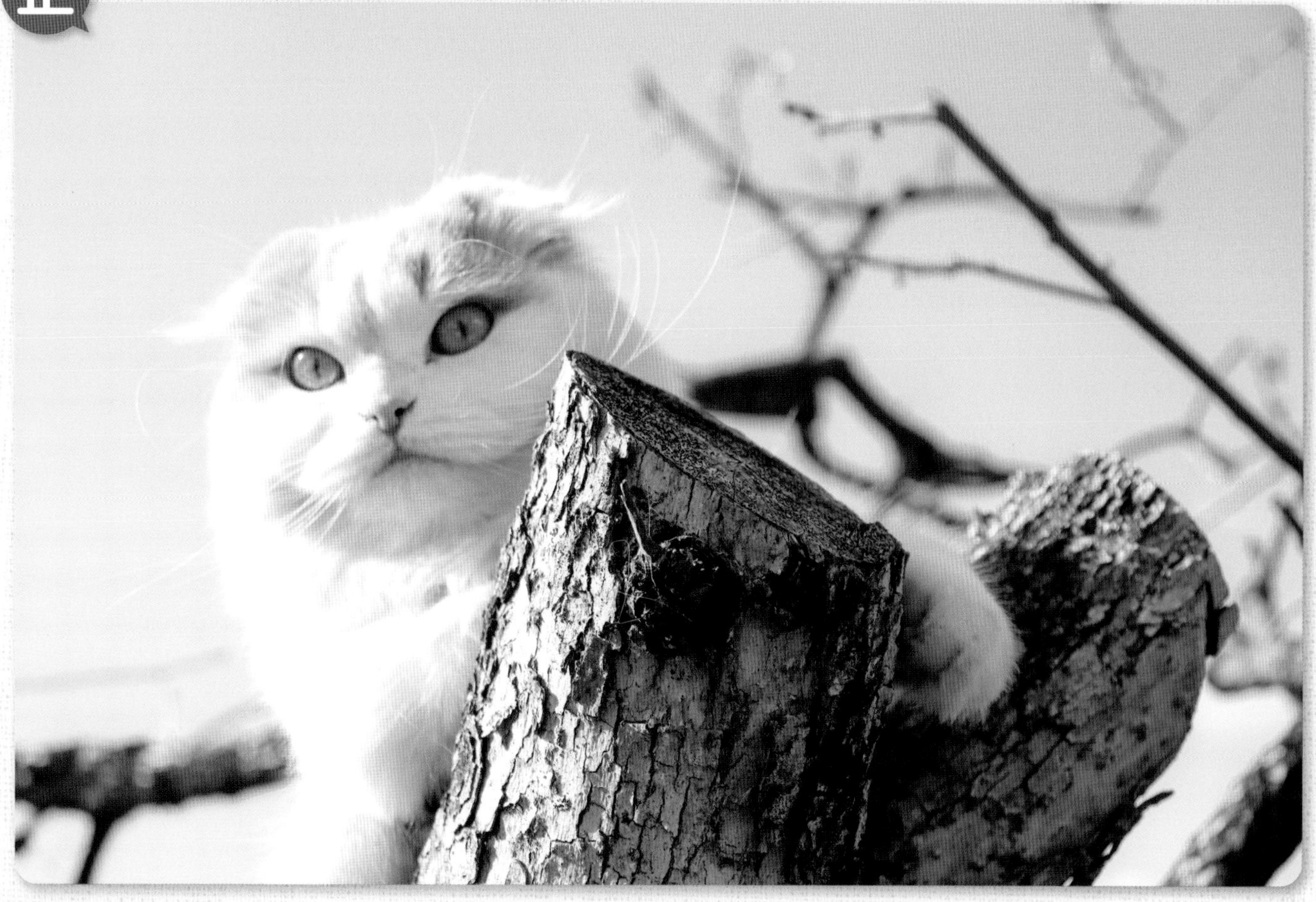

誤　まちがいは５つ。１分で探してにゃ。

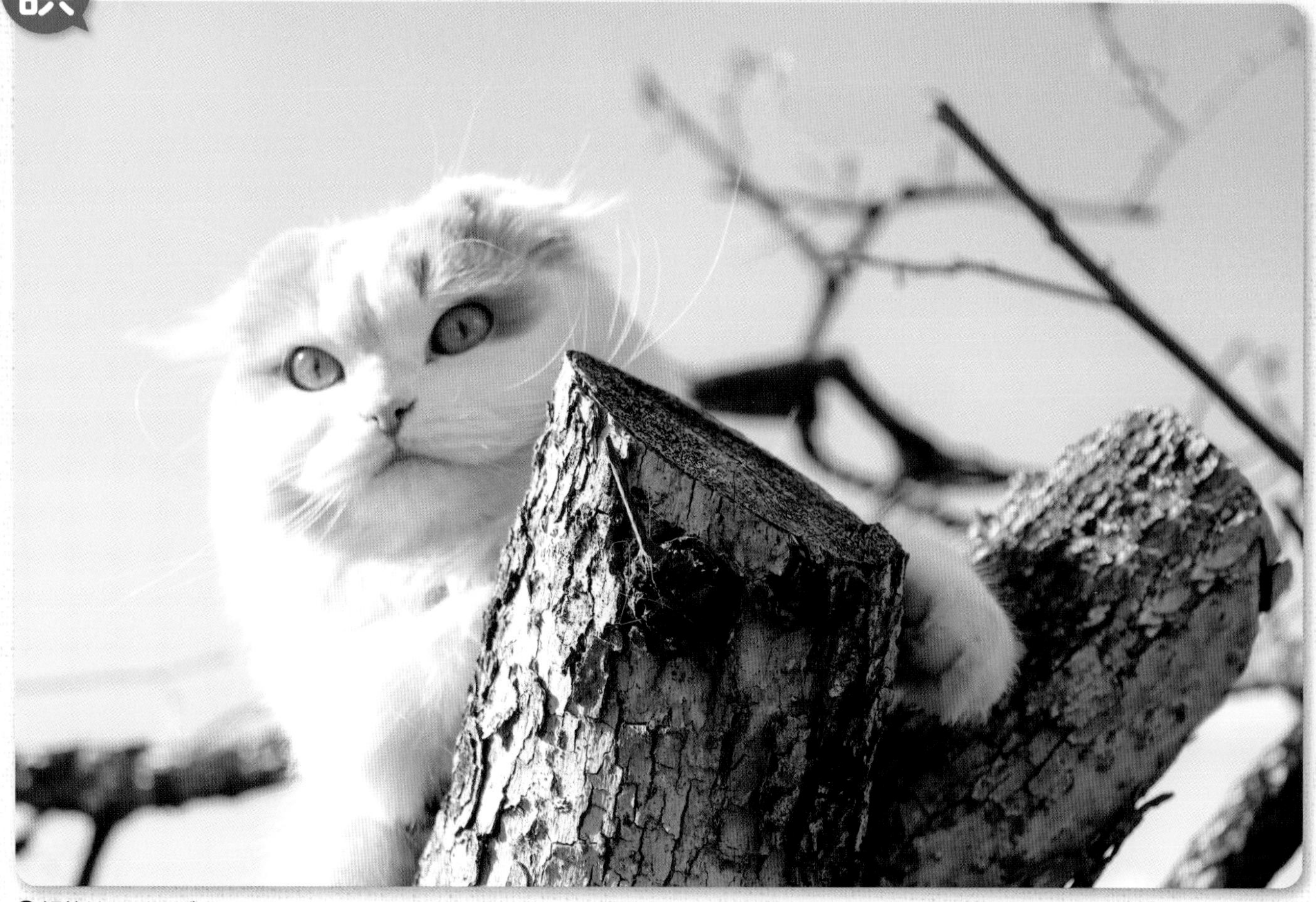

解答は70ページ

47 反省ねこ

はい。
私たちがスリッパに
穴をあけました

1分で見つけた数	個
全部見つけるまでの時間	分　秒

正

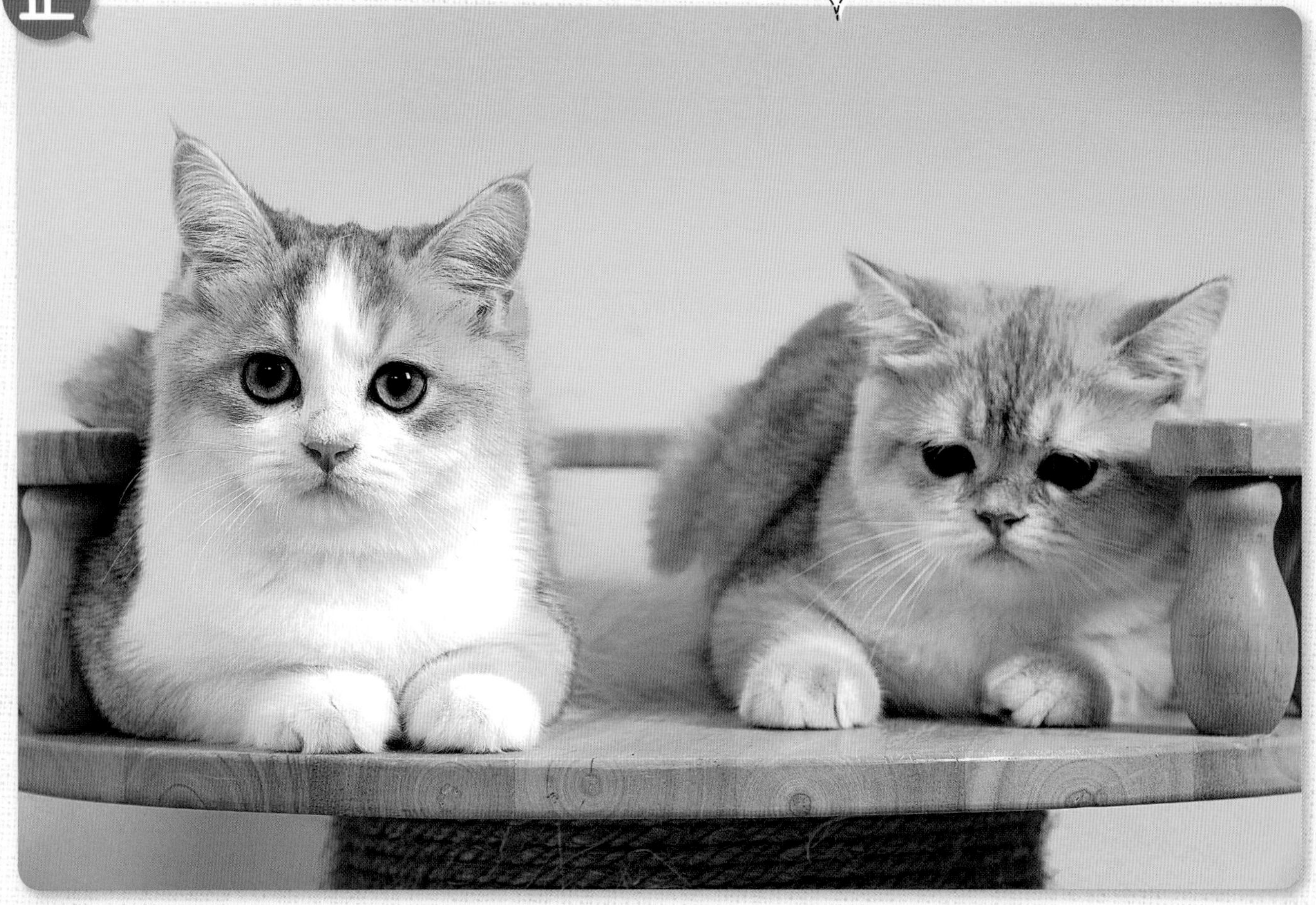

誤　まちがいは５つ。１分で探してにゃ。

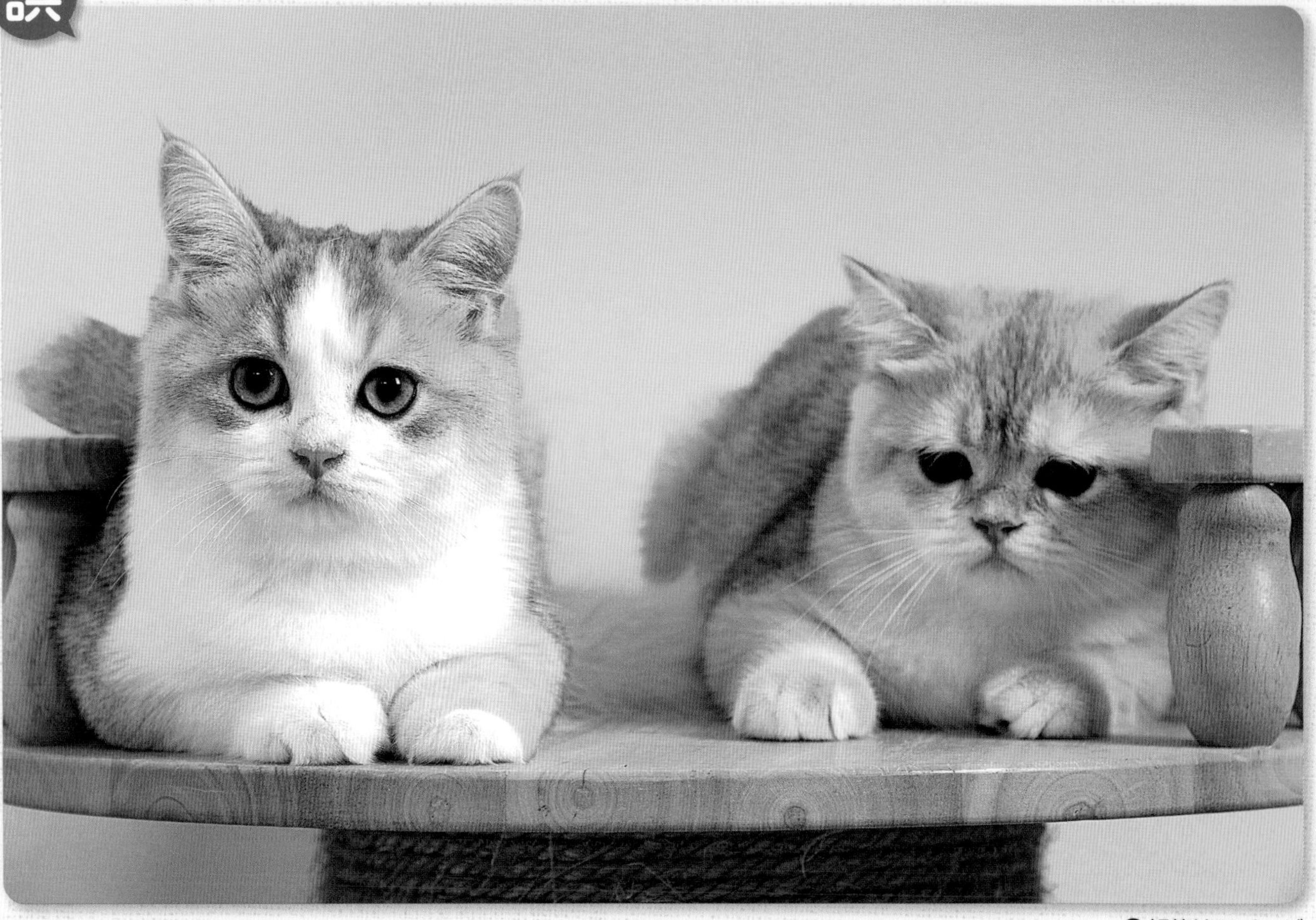

➡解答は70ページ

48 魔法ねこ

そこの旅人、
まず私の質問に答えよ

1分で見つけた数	個
全部見つけるまでの時間	分　秒

正

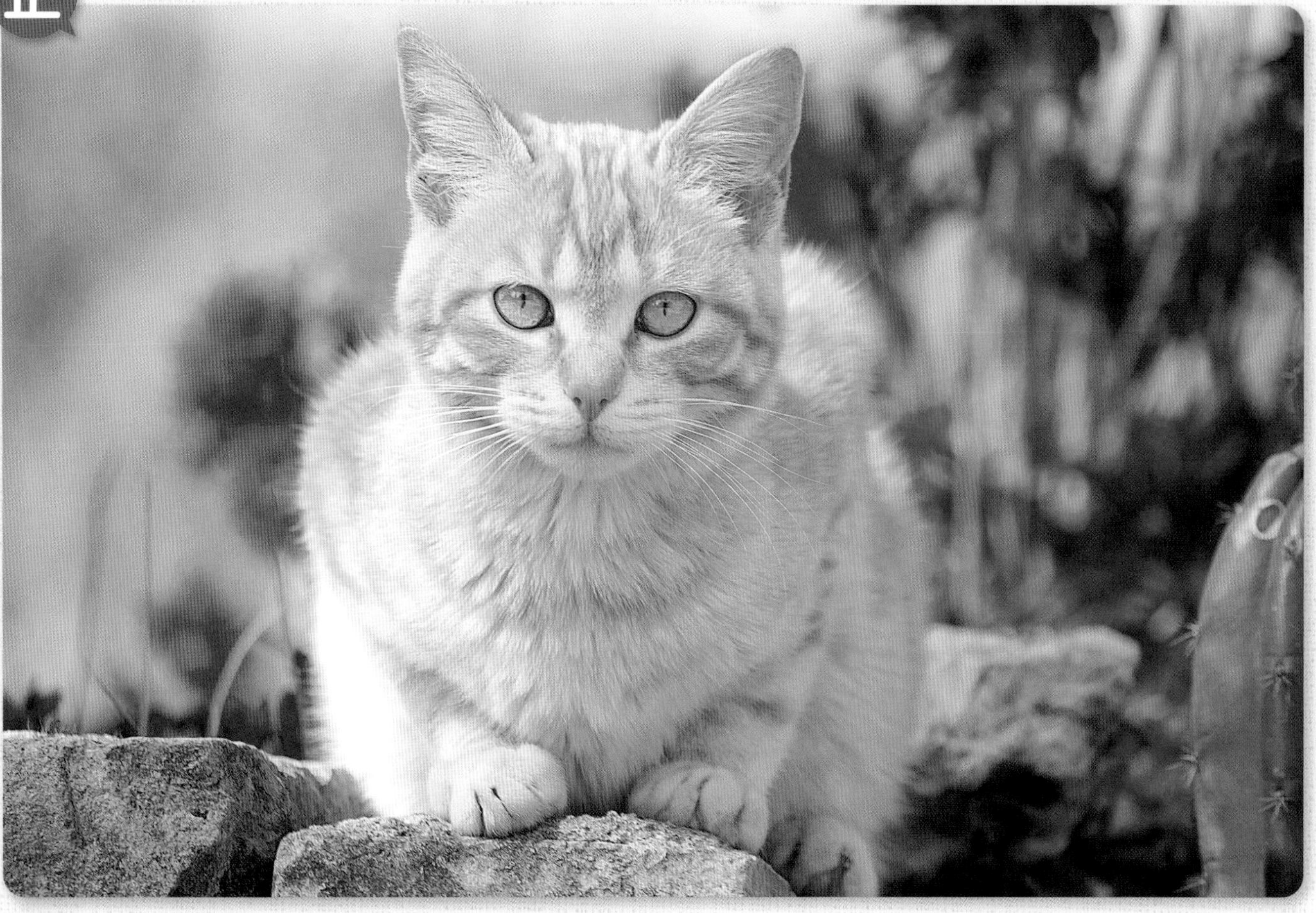

誤

まちがいは5つ。1分で探してにゃ。

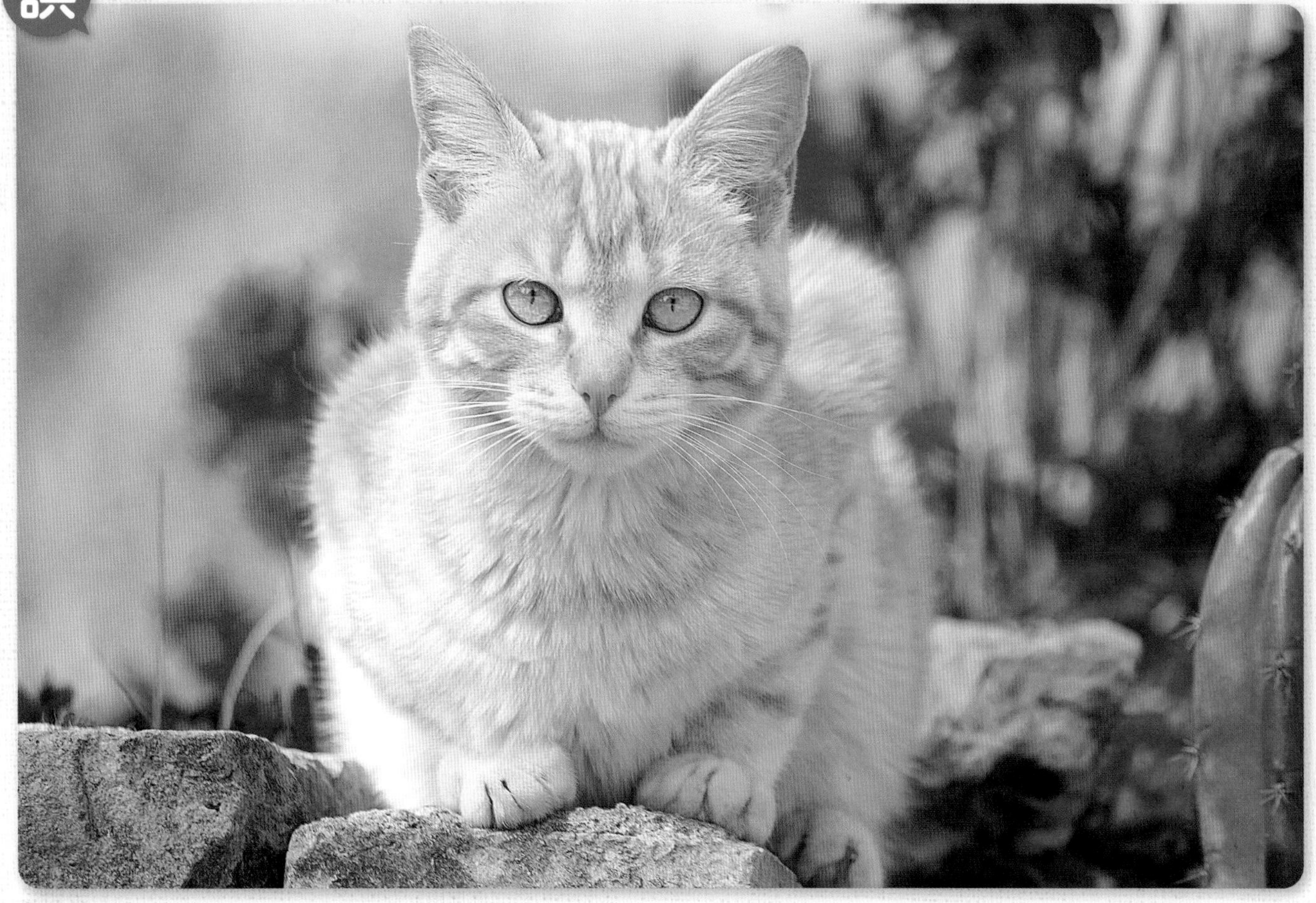

➡解答は70ページ

49 映画館ねこ

前のねこよ。
スマホの明かりが
もれているぞ

1分で見つけた数	個
全部見つけるまでの時間	分　秒

正

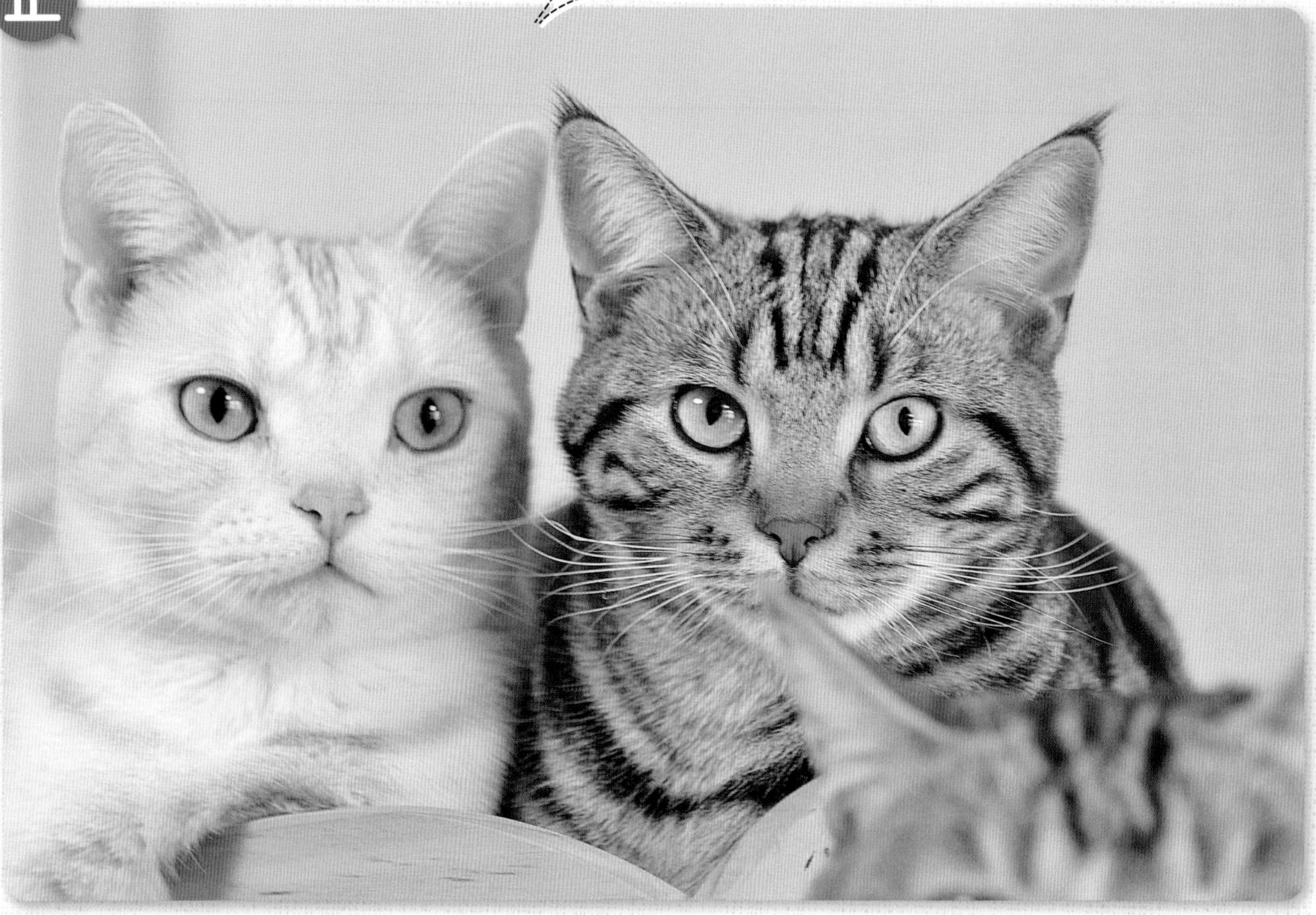

誤　まちがいは５つ。１分で探してにゃ。

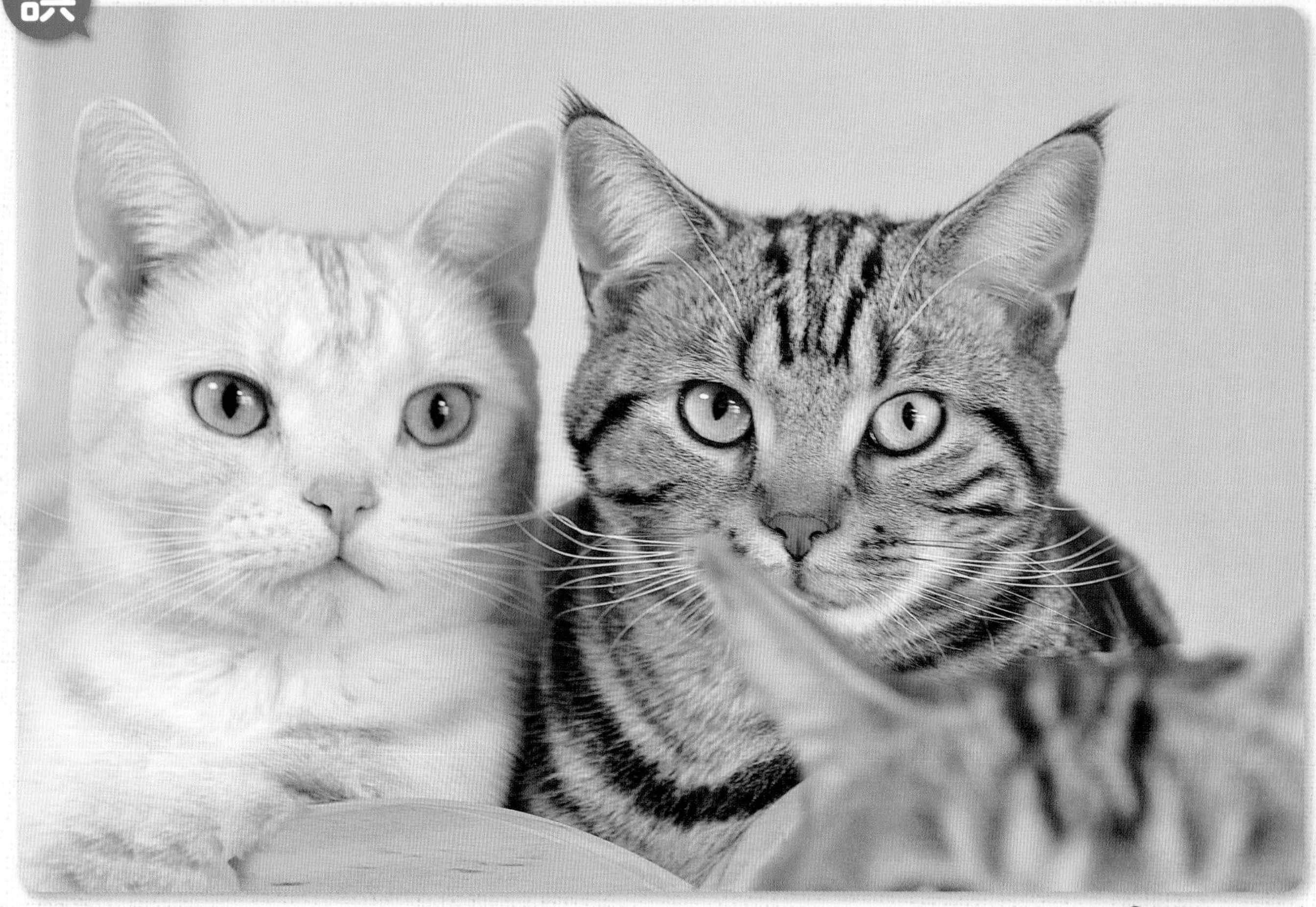

➡解答は70ページ

50 事務ねこ

正

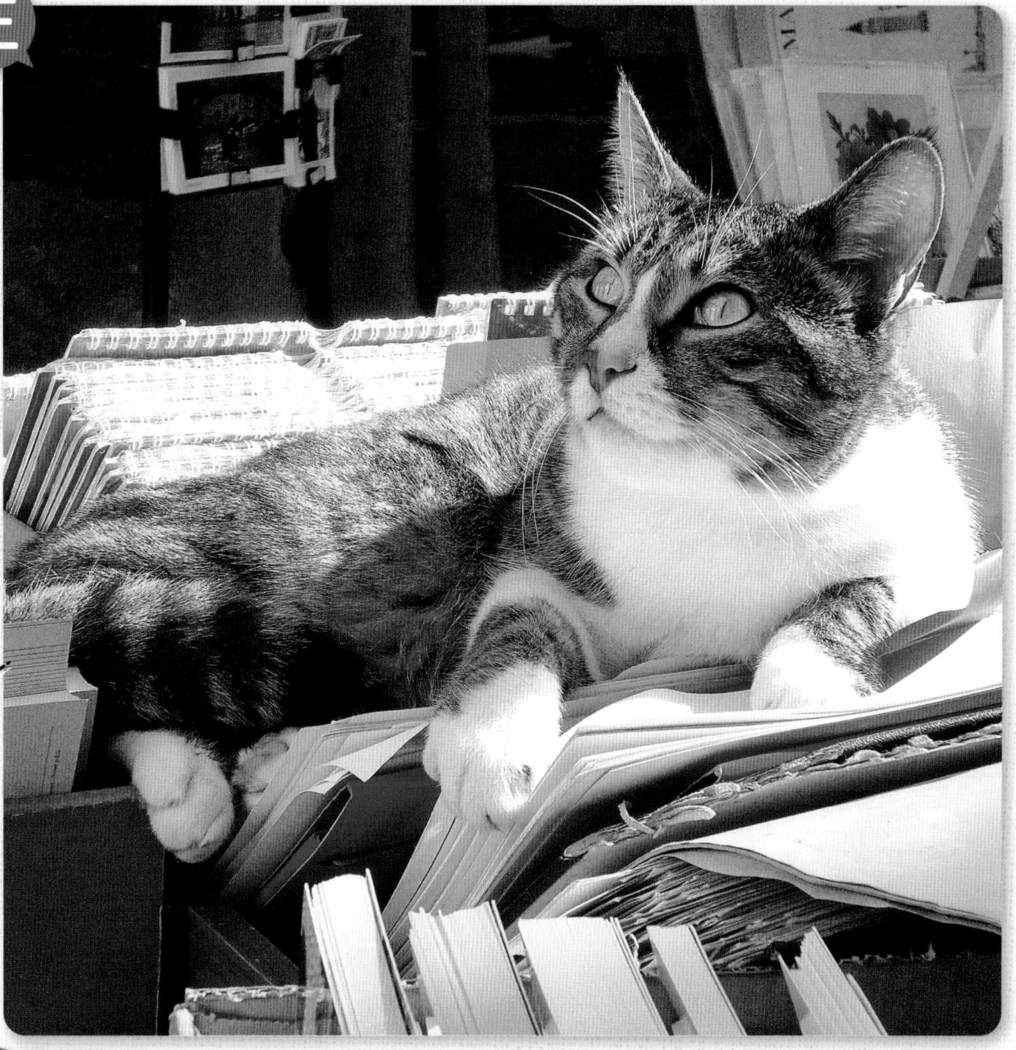

先月の領収書
早く出して
くださいよ!!

誤

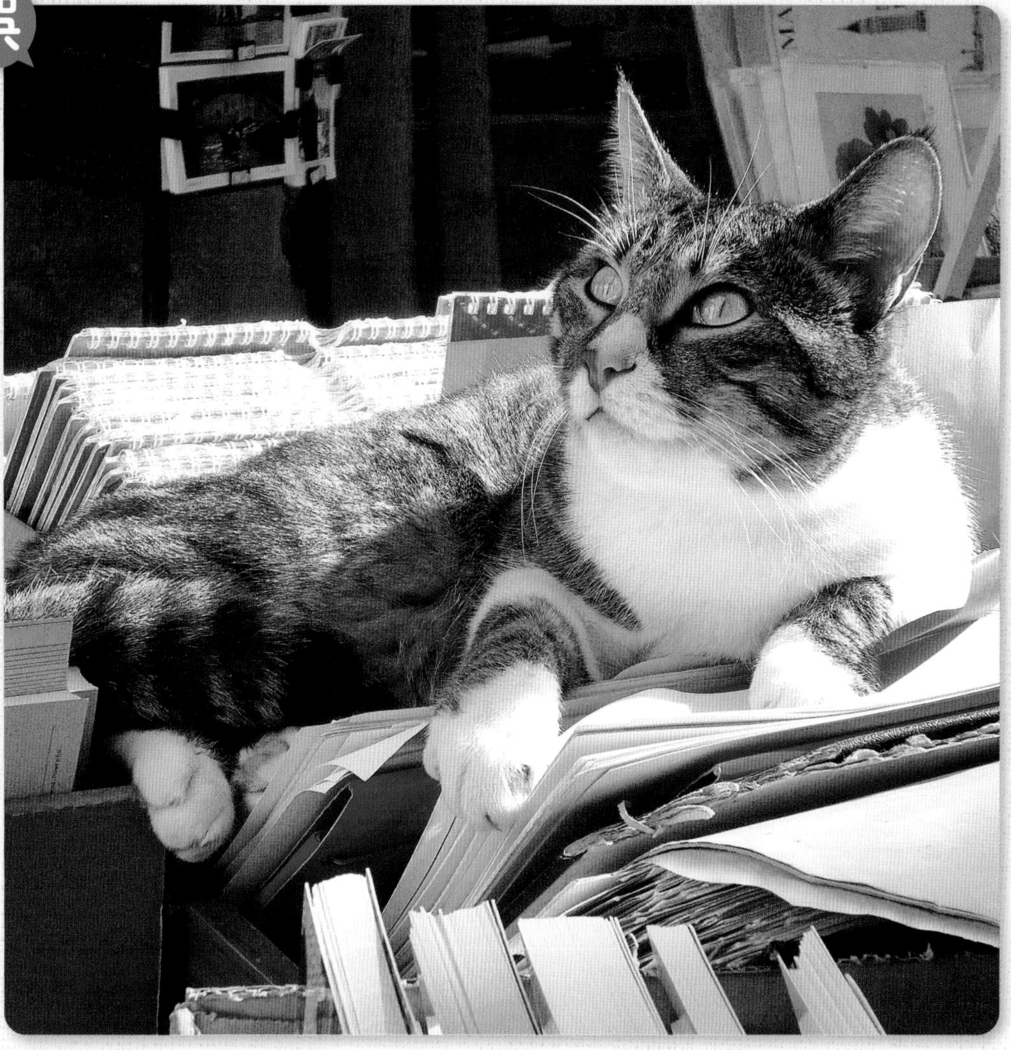

まちがいは5つ。1分で探してにゃ。

1分で見つけた数	個
全部見つけるまでの時間	分　秒

➡解答は70ページ

51 エビねこ

たまには
エビの気持ちにでも
なってみるかぁ

1分で見つけた数	個
全部見つけるまでの時間	分　秒

正

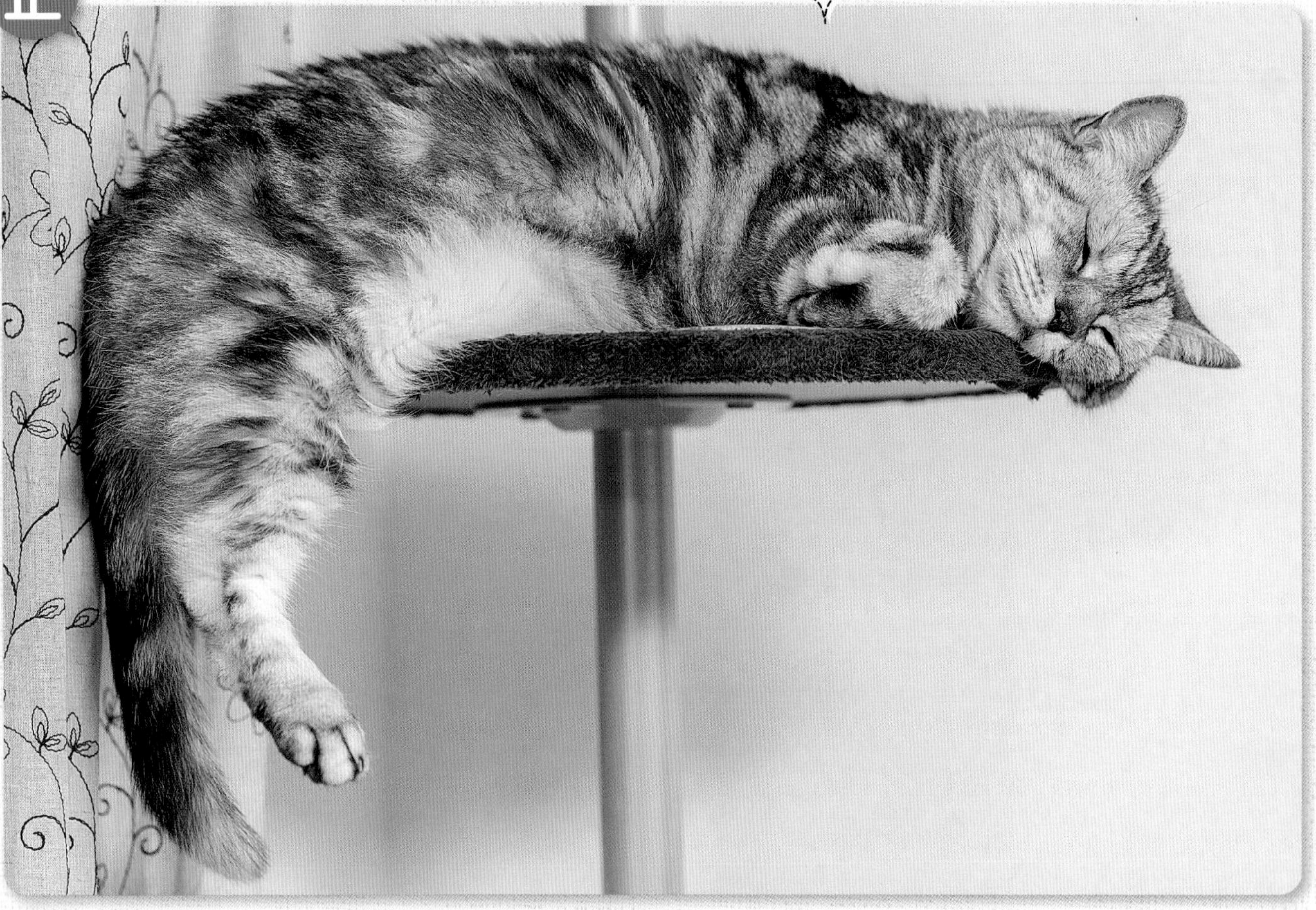

誤　まちがいは5つ。1分で探してにゃ。

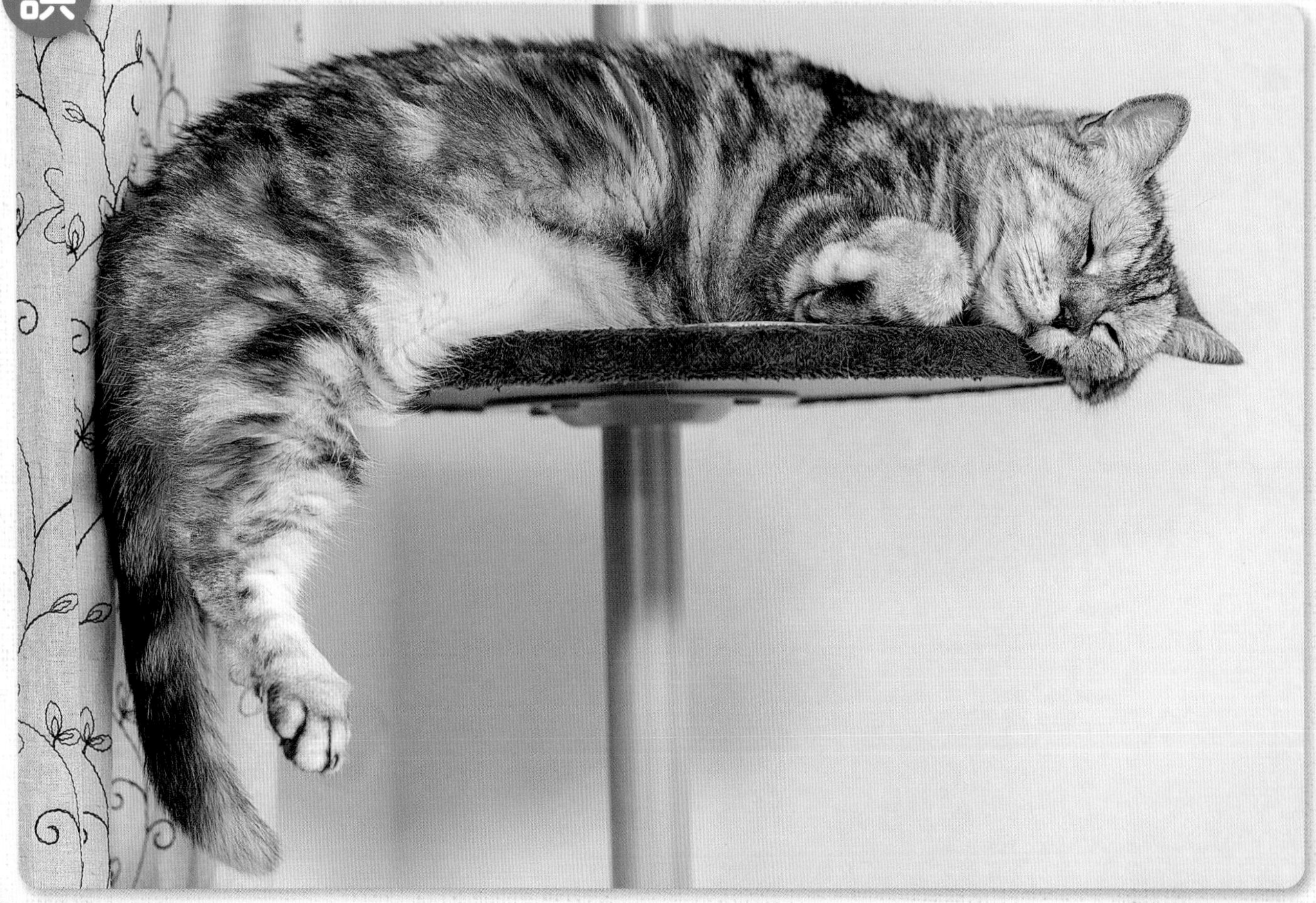

➡解答は70ページ

52 井戸ばたねこ

あら。豆腐屋さんの
ラッパの音。
もうそんな時間？

1分で見つけた数	個
全部見つけるまでの時間	分　秒

正

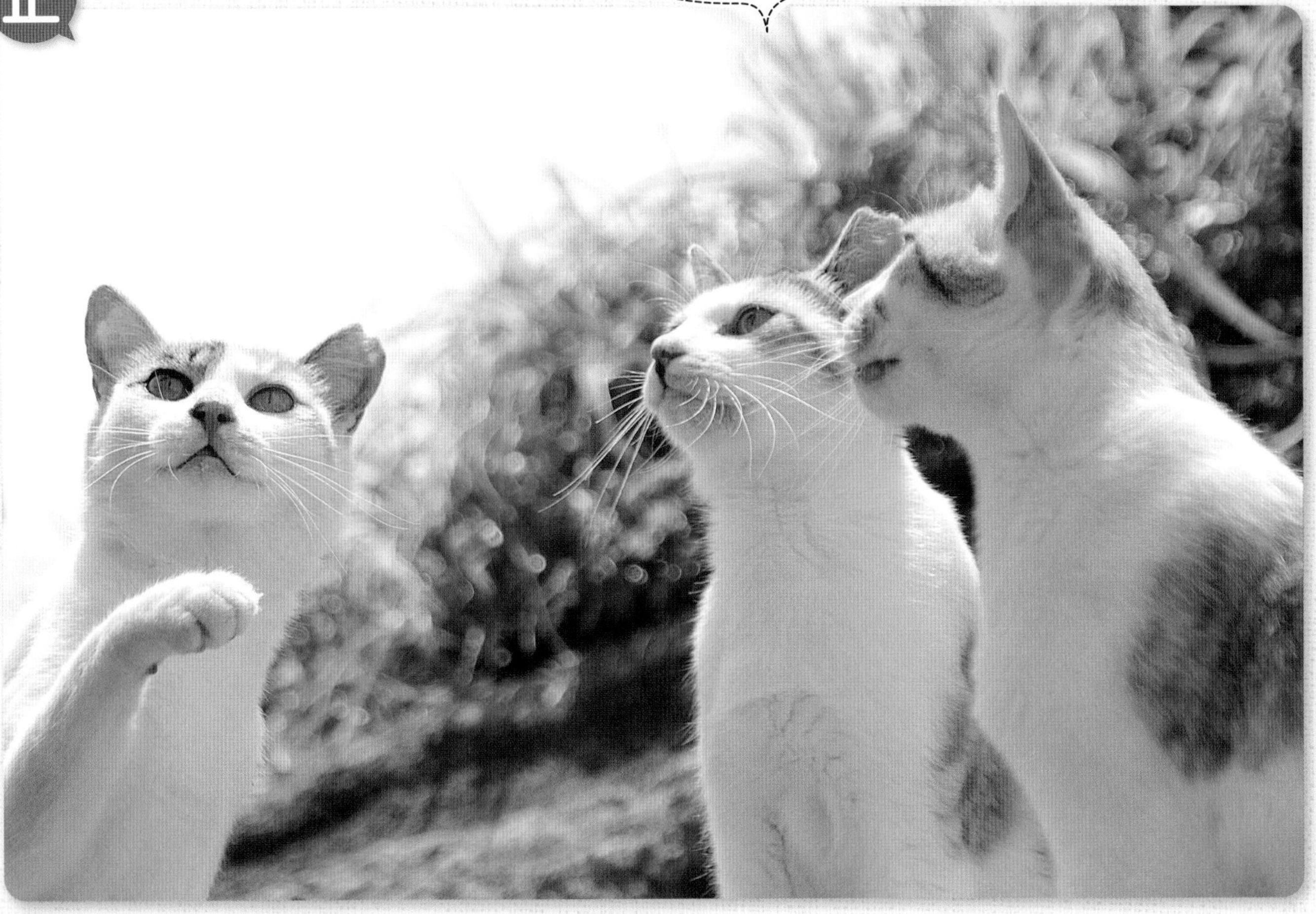

誤 まちがいは5つ。1分で探してにゃ。

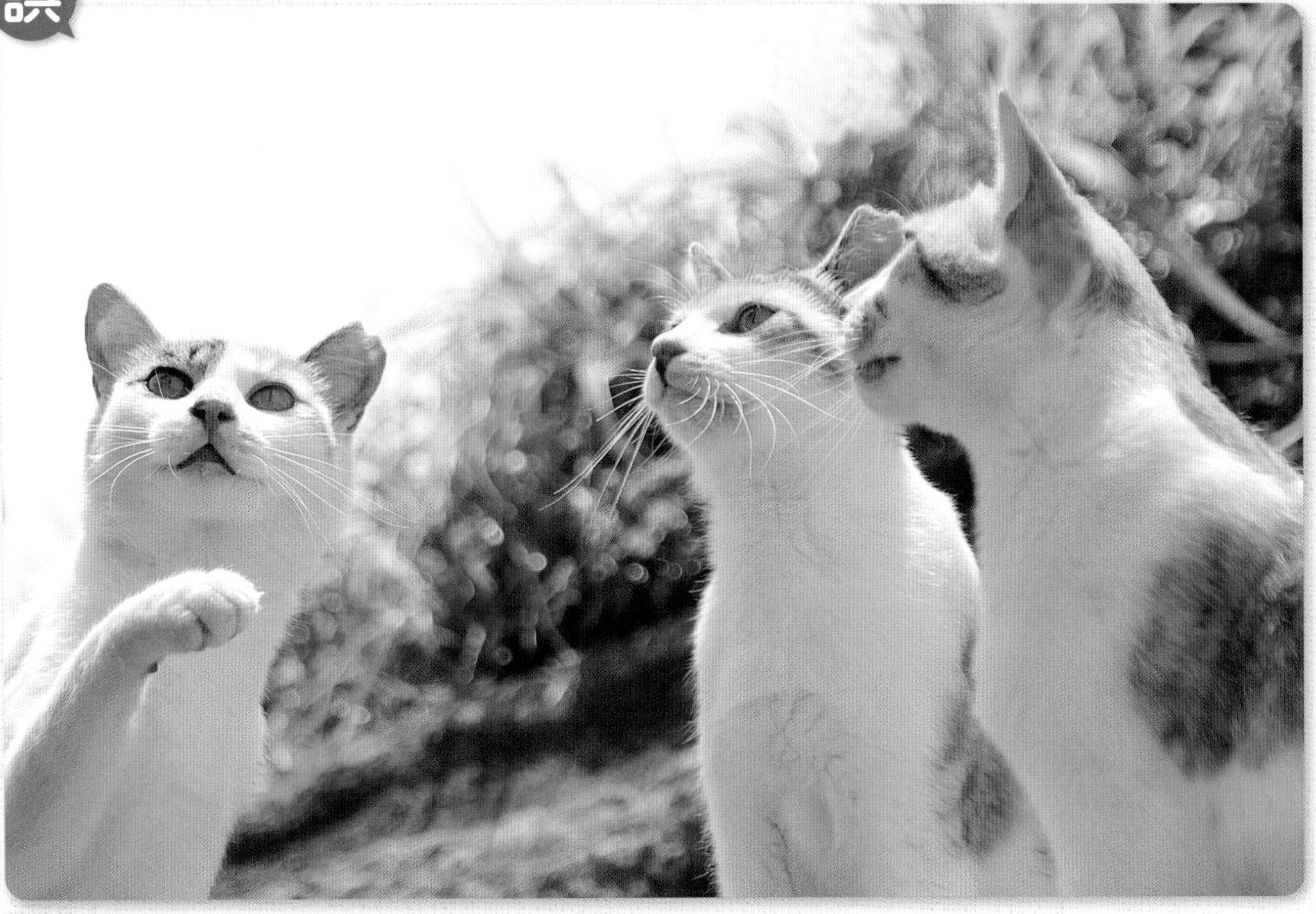

➡解答は70ページ

53 学期末ねこ

えっ。
通信簿を出せ？

1分で見つけた数	個
全部見つけるまでの時間	分　秒

正

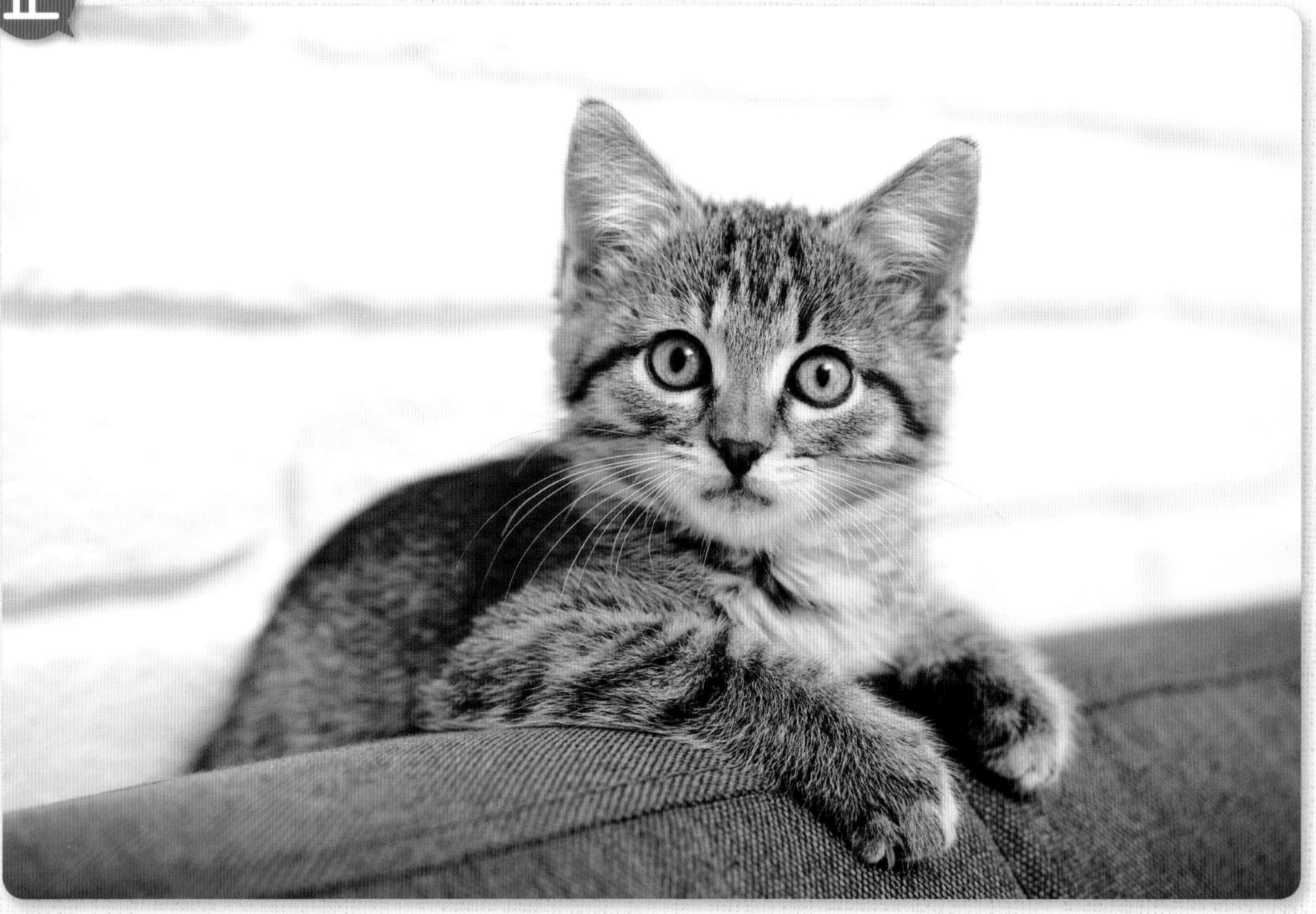

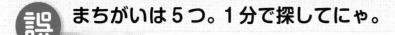

誤　まちがいは5つ。1分で探してにゃ。

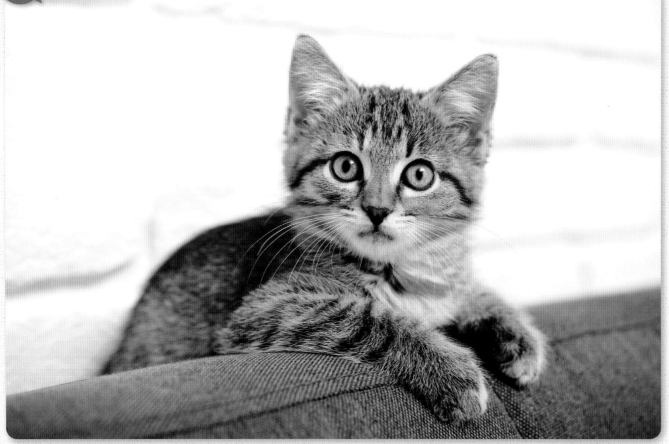

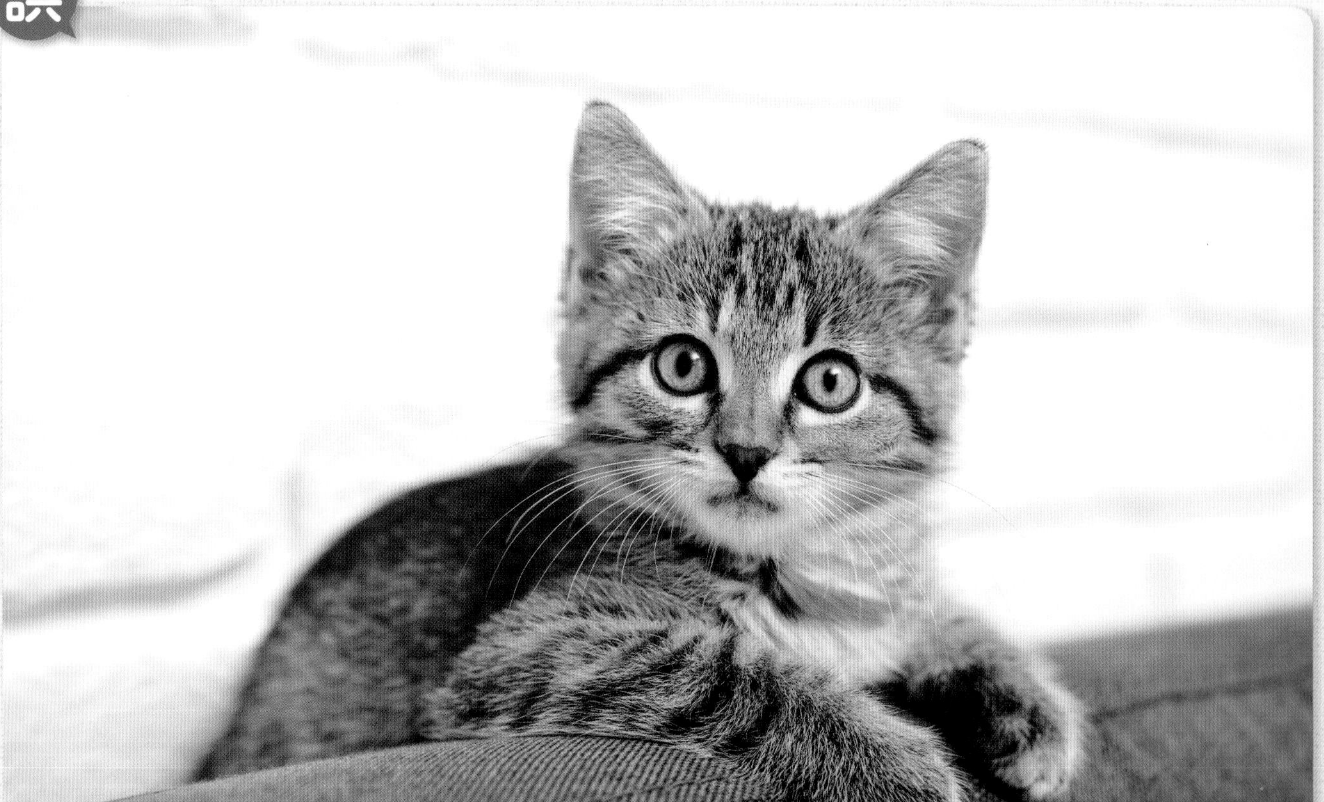

➡解答は70ページ

54 ホーリーにゃいと

毎日
クリスマスだったら
いいのににゃ

1分で見つけた数	個
全部見つけるまでの時間	分　秒

正

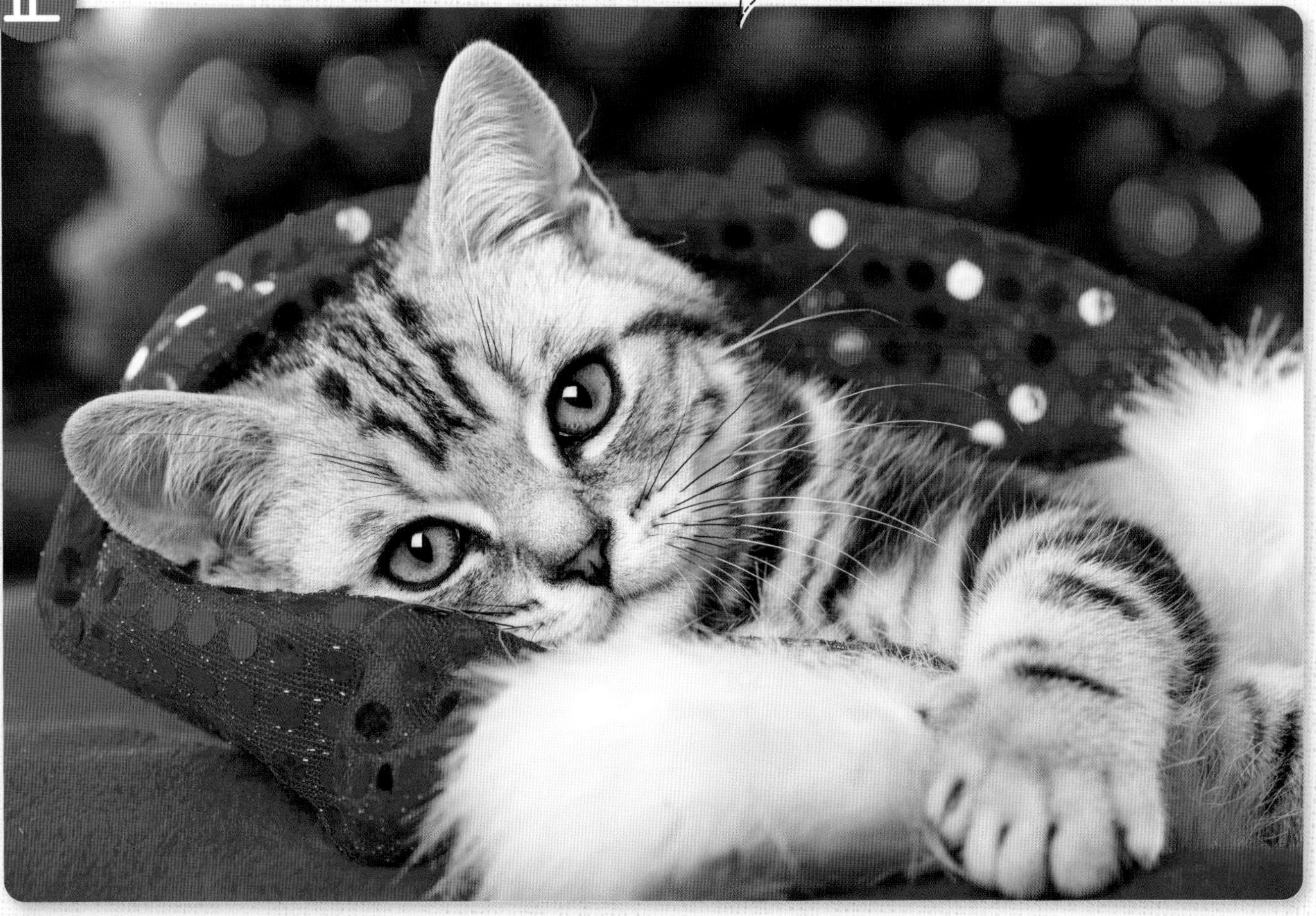

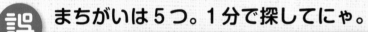

誤　まちがいは5つ。1分で探してにゃ。

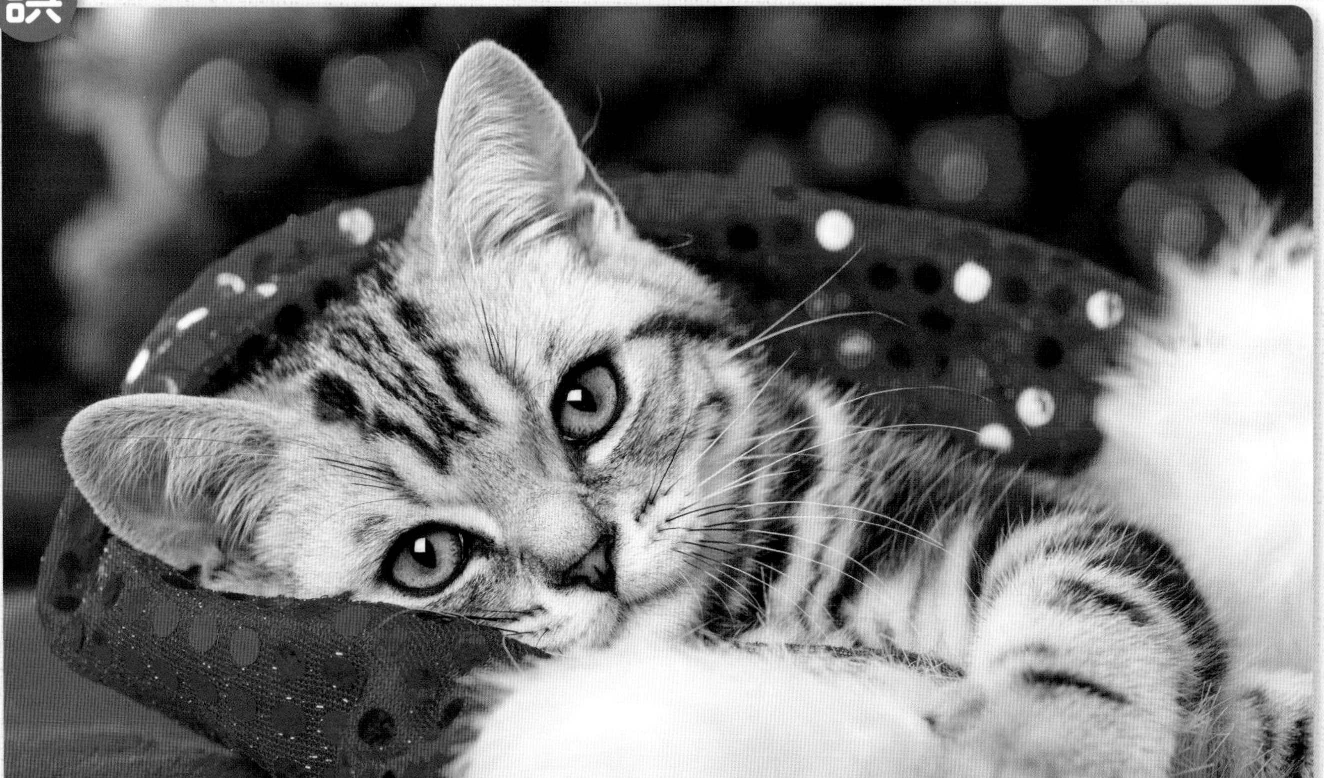

➡解答は71ページ

55 やさしいねこ

がんばったあなたには
このハートをあげまちょ♡

1分で見つけた数	個
全部見つけるまでの時間	分　秒

正

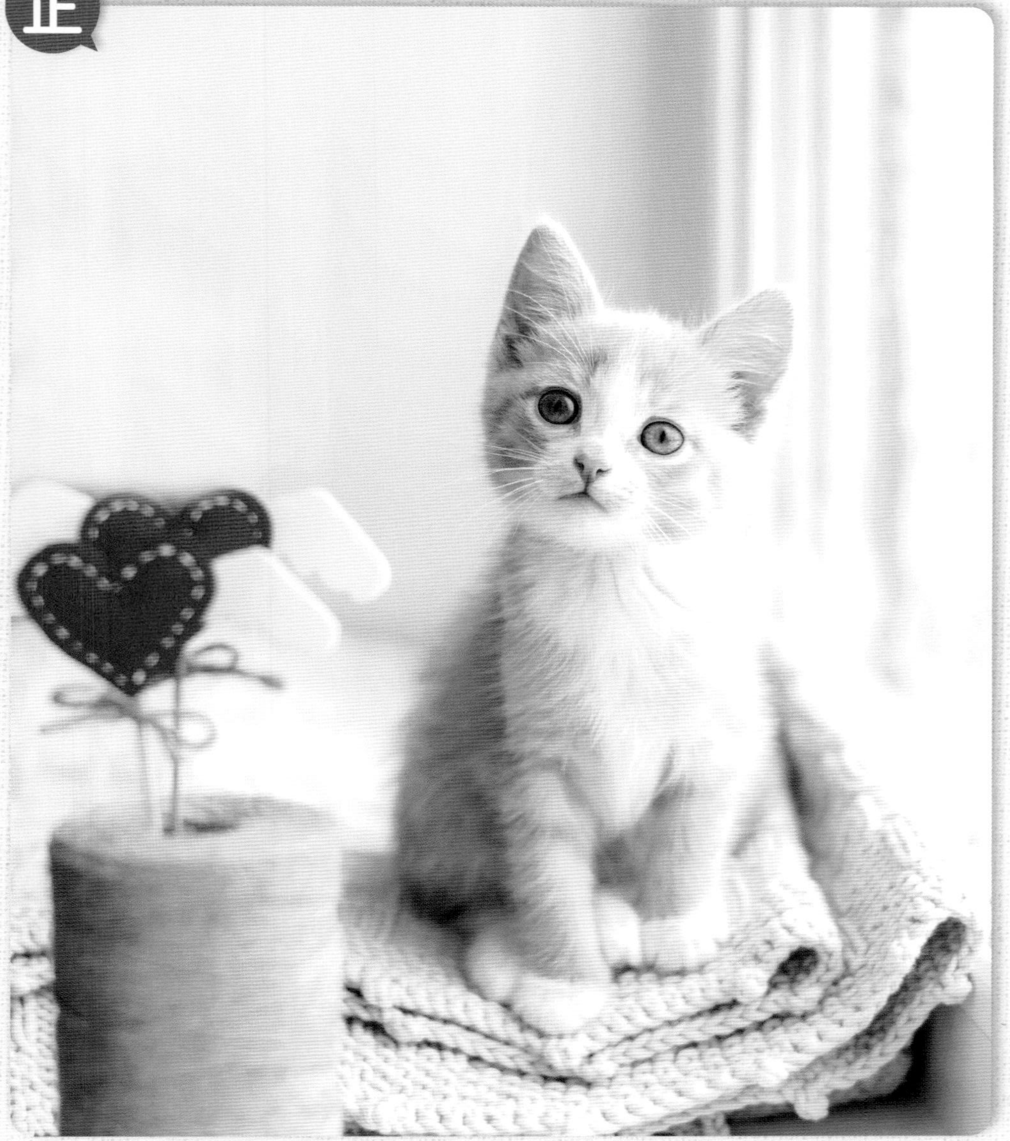

まちがいは5つ。1分で探してにゃ。

誤

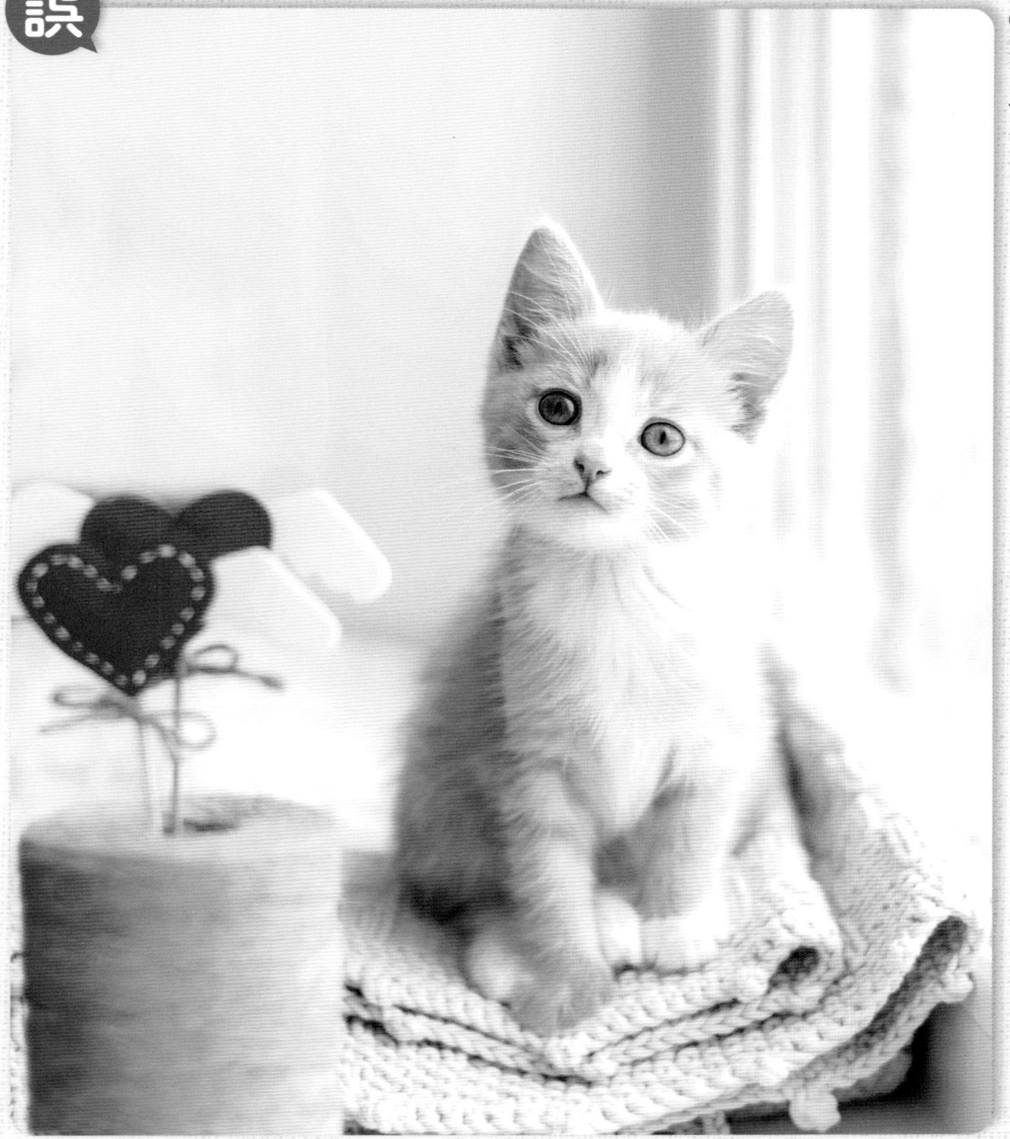

➡解答は71ページ

56 絶景ねこ

とくと眺めるがいい。
これが肉球というものにゃ

正

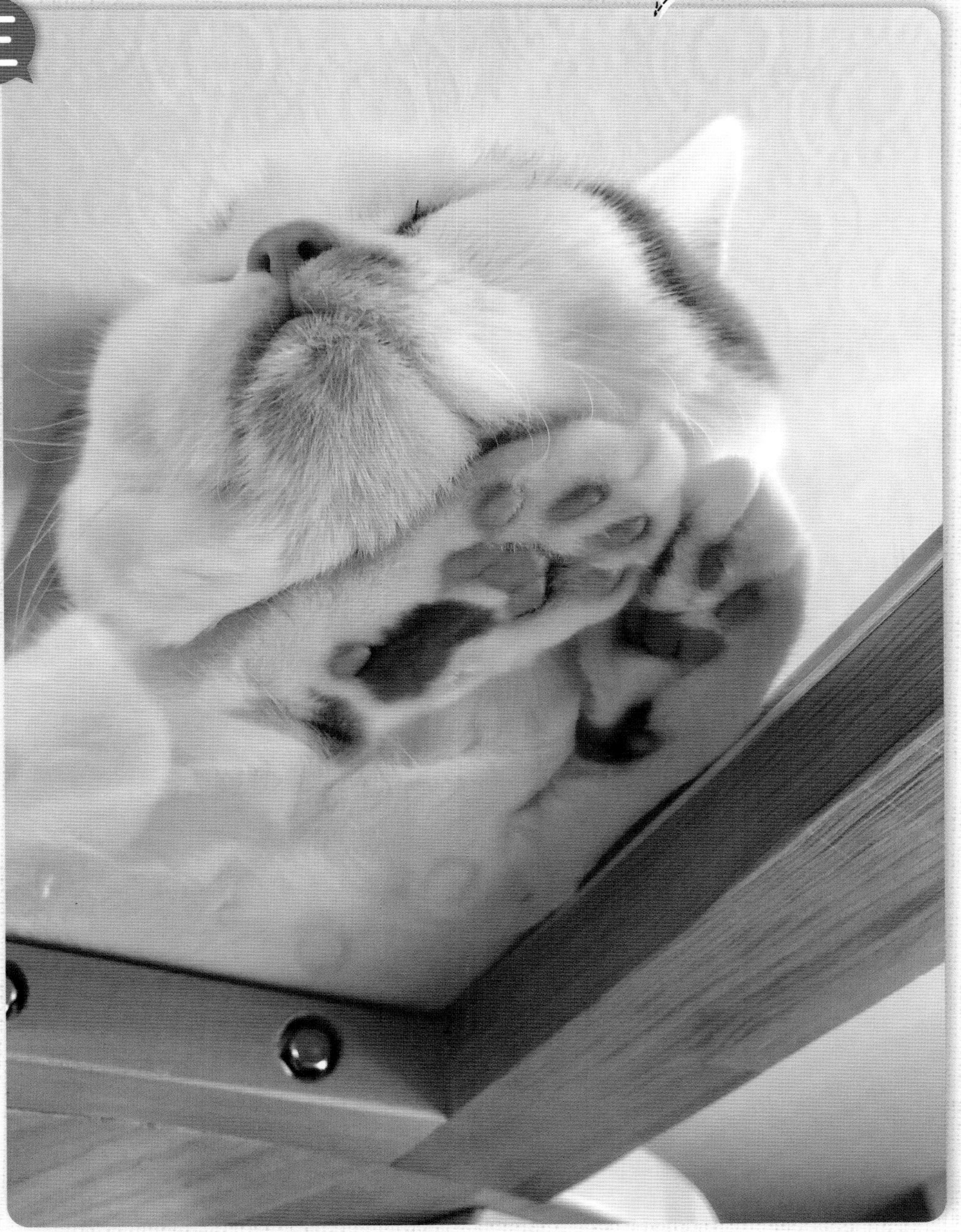

誤

まちがいは5つ。1分で探してにゃ。

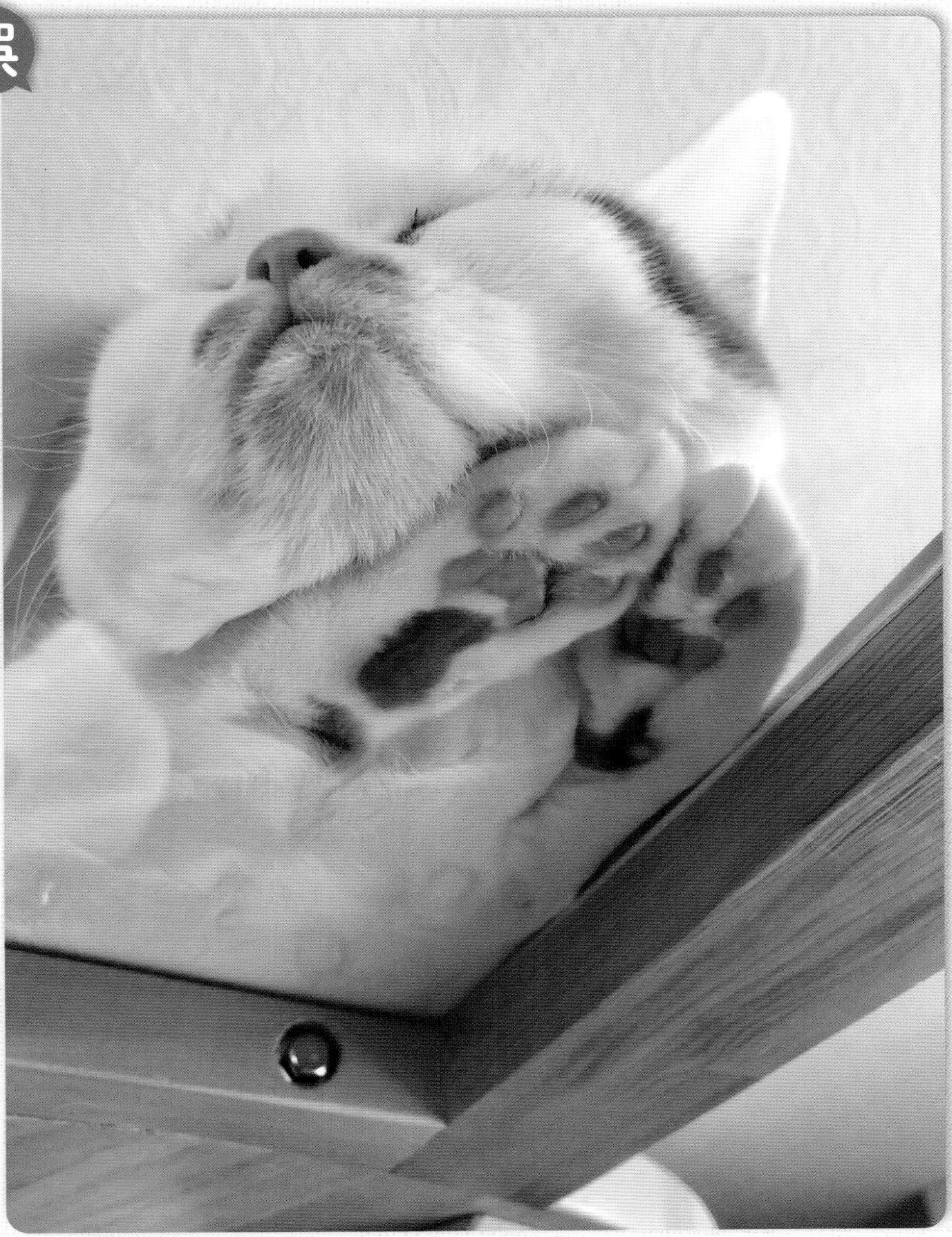

1分で見つけた数	個
全部見つけるまでの時間	分　秒

➡解答は71ページ

57 お礼ねこ

もうすぐ60問終わるぜ。
遊んでくれてありがとな

1分で見つけた数	個
全部見つけるまでの時間	分　秒

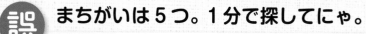

正

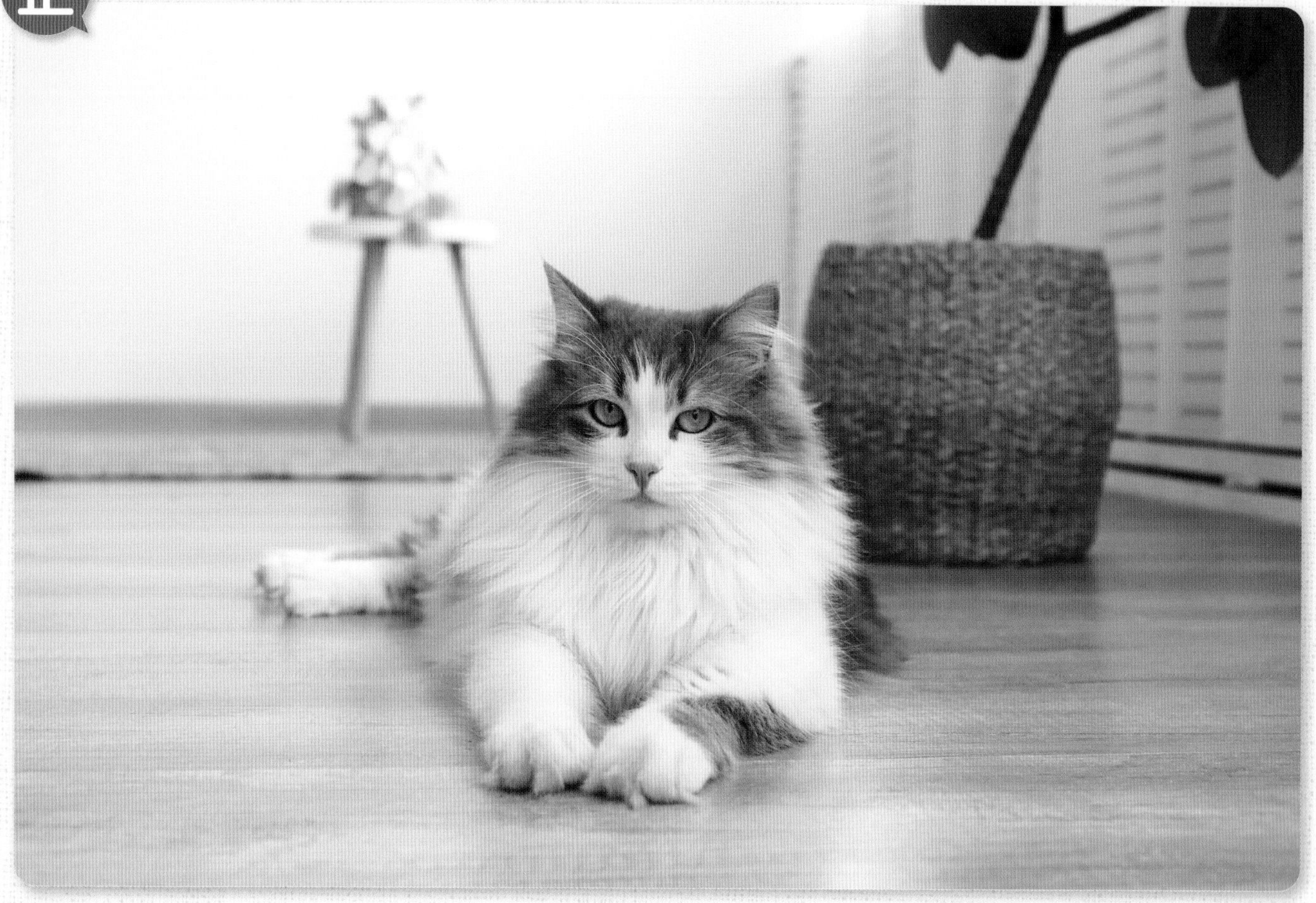

誤 まちがいは５つ。１分で探してにゃ。

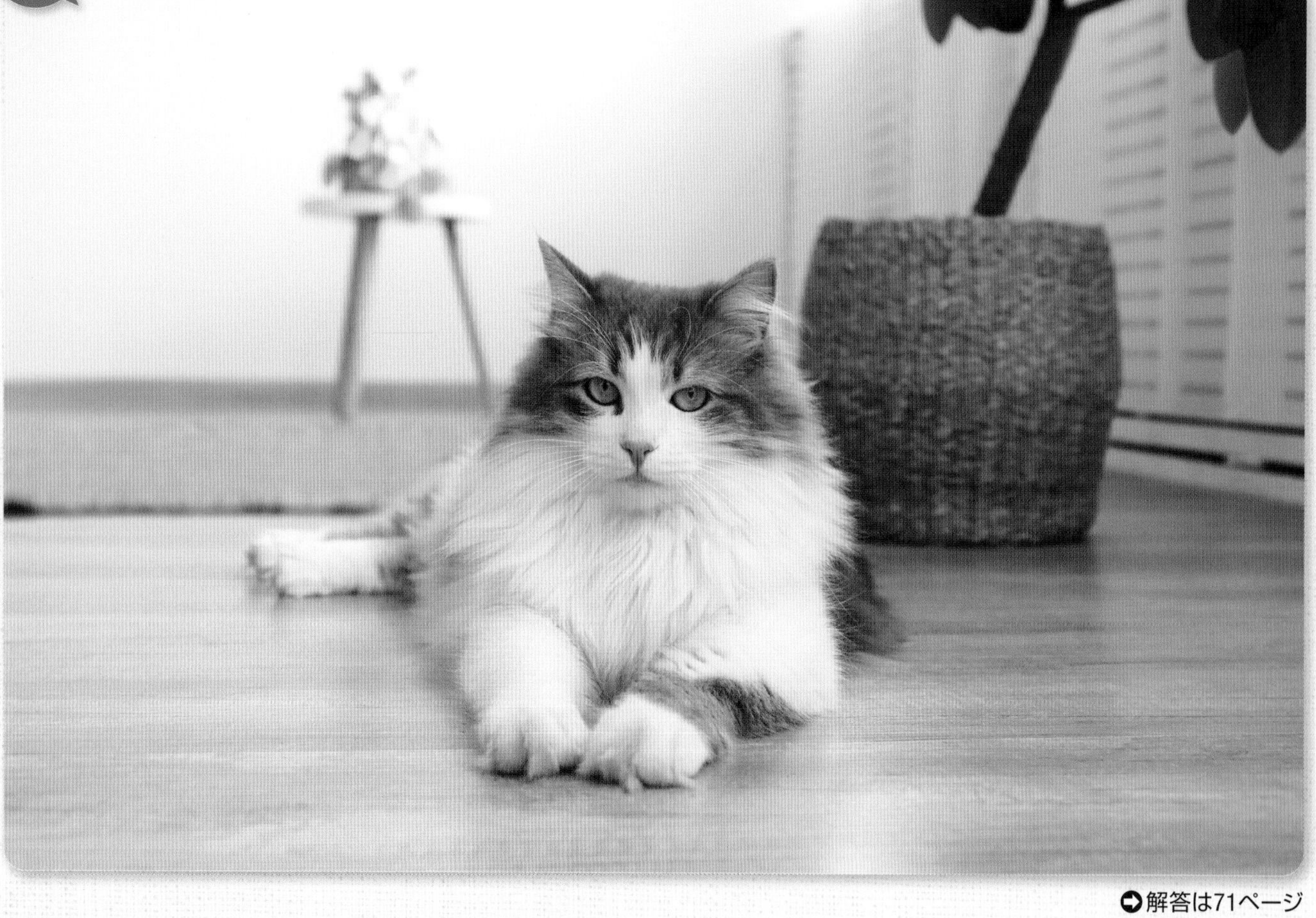

➡解答は71ページ

58 野球ねこ

すべりこみ！ホームは？
アウトか!? セーフか!?

1分で見つけた数	個
全部見つけるまでの時間	分　秒

正

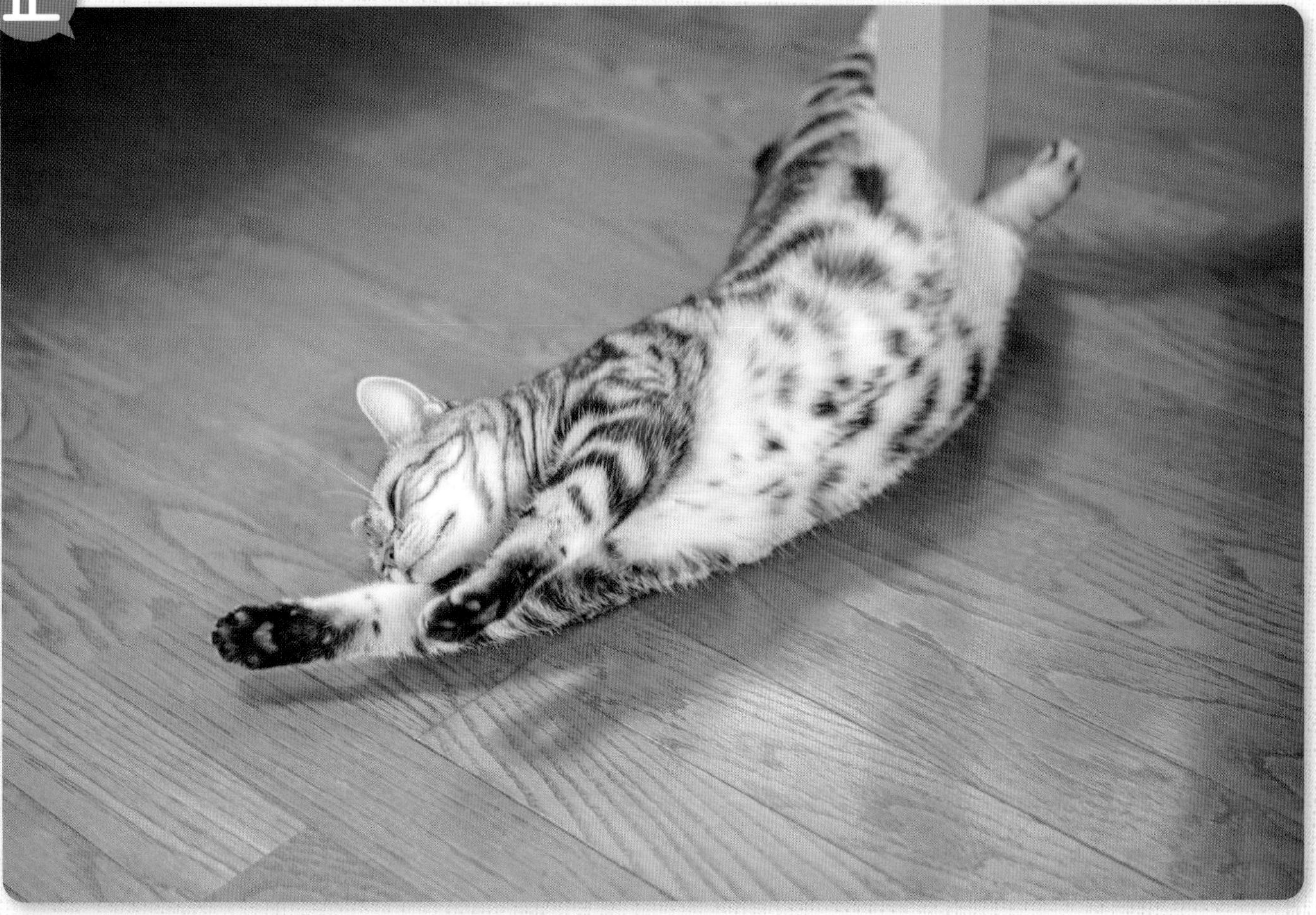

誤

まちがいは５つ。１分で探してにゃ。

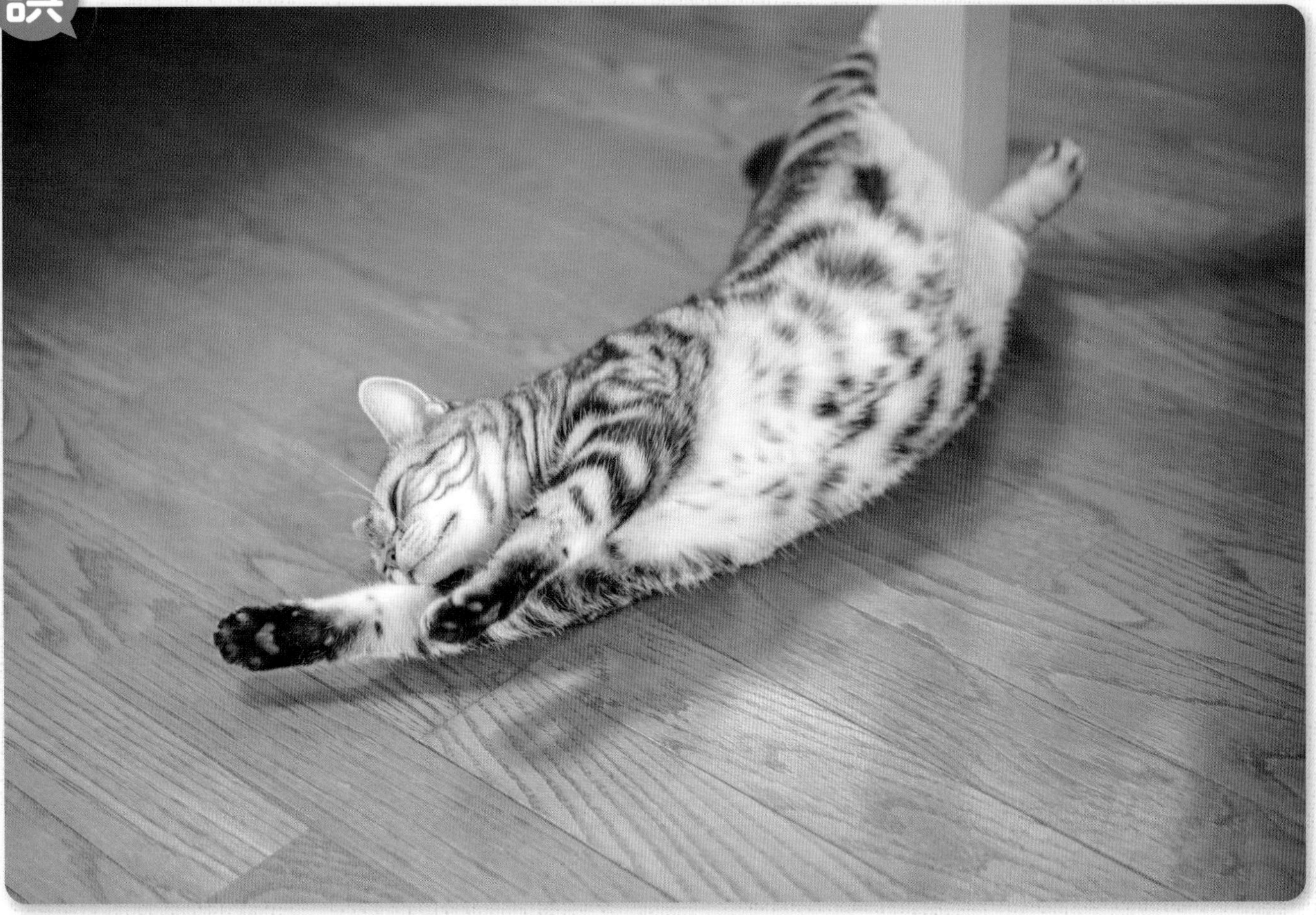

➡解答は71ページ

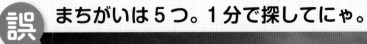

59 心が2つあるねこ

遊びたいけど
動くのは
めんどくさいにゃ…

1分で見つけた数	個
全部見つけるまでの時間	分　秒

正

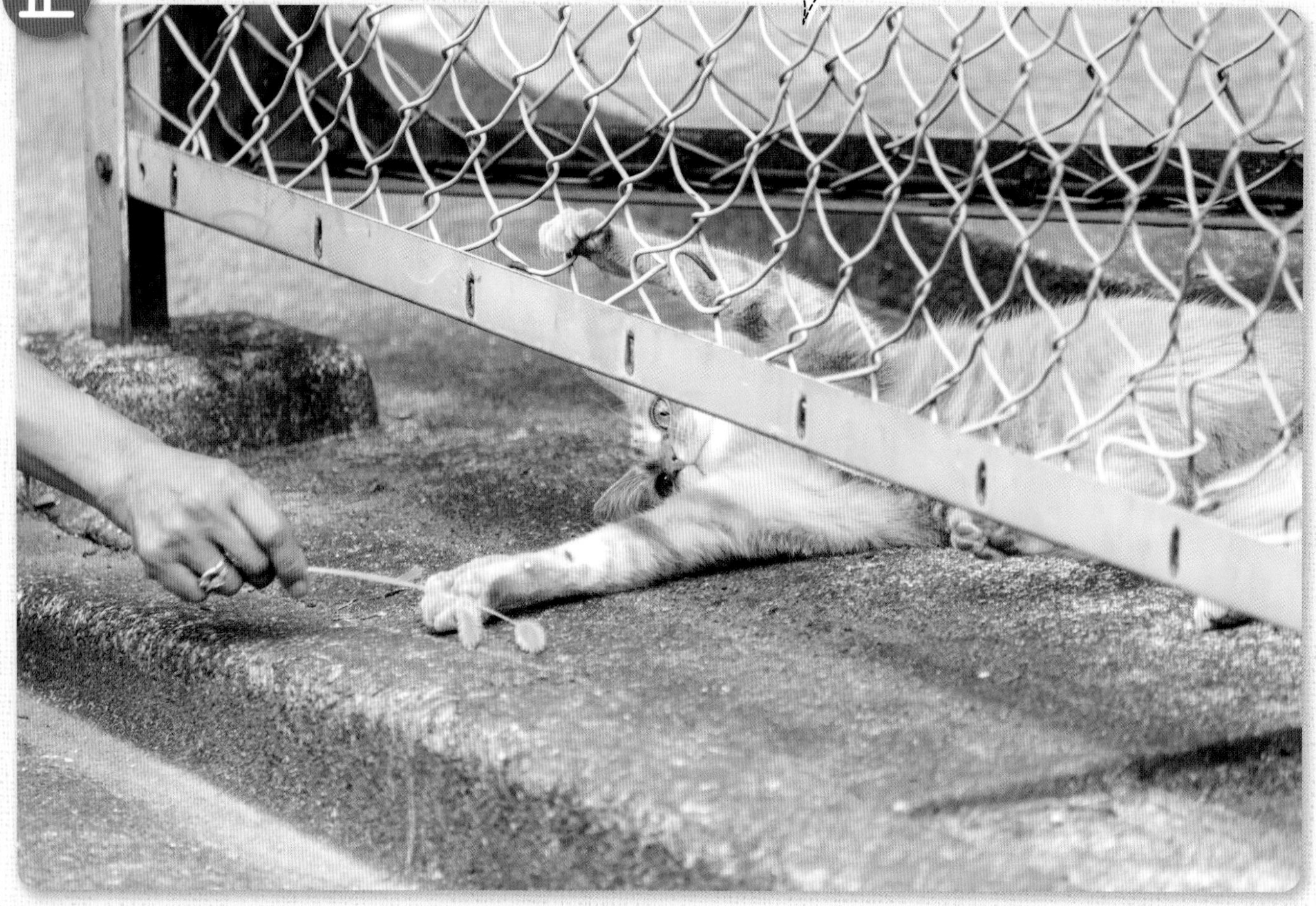

誤　まちがいは５つ。１分で探してにゃ。

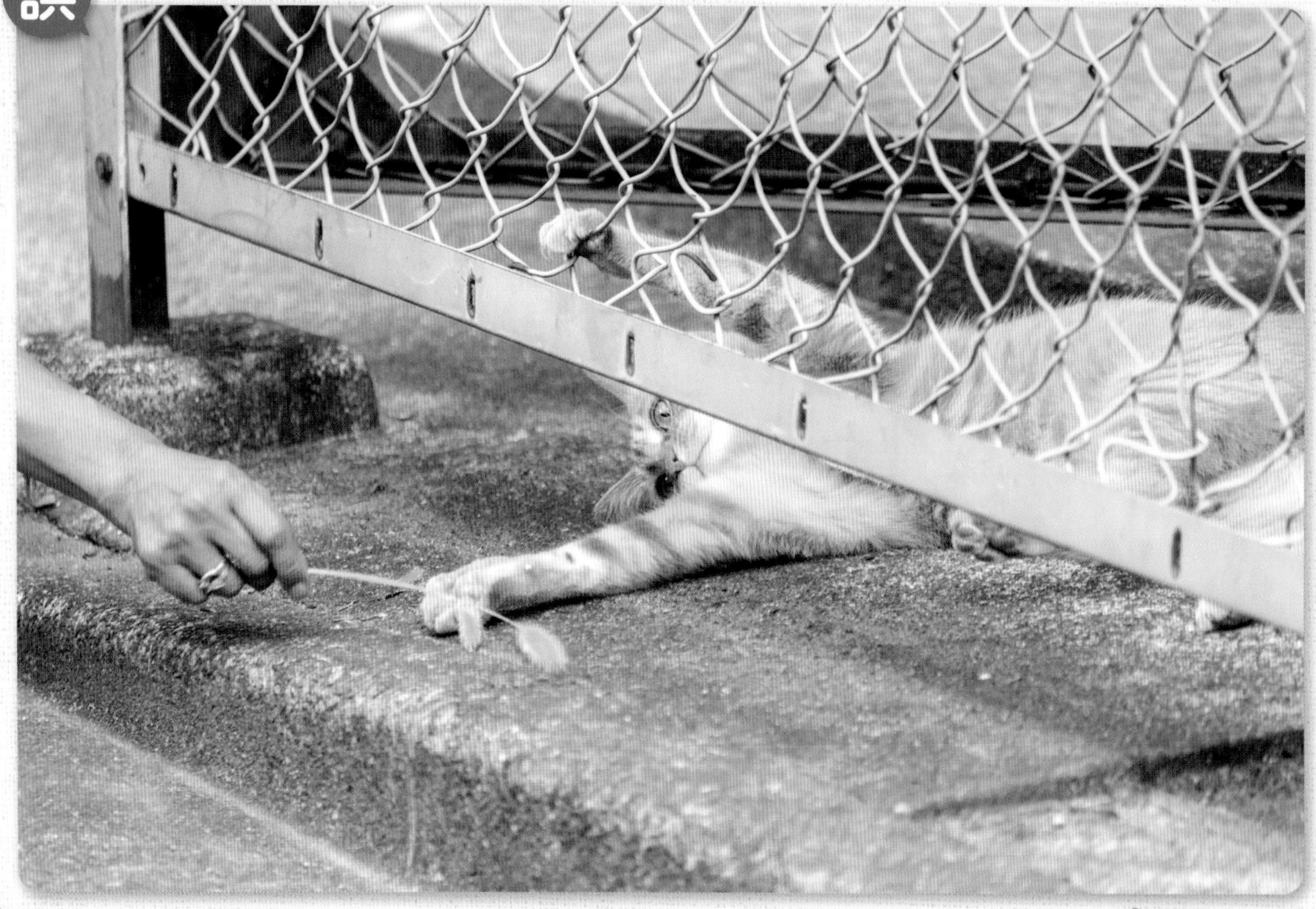

➡解答は71ページ

60 どやねこ

1分で見つけた数	個
全部見つけるまでの時間	分　秒

うらやましいだろ！

CHU♡

正

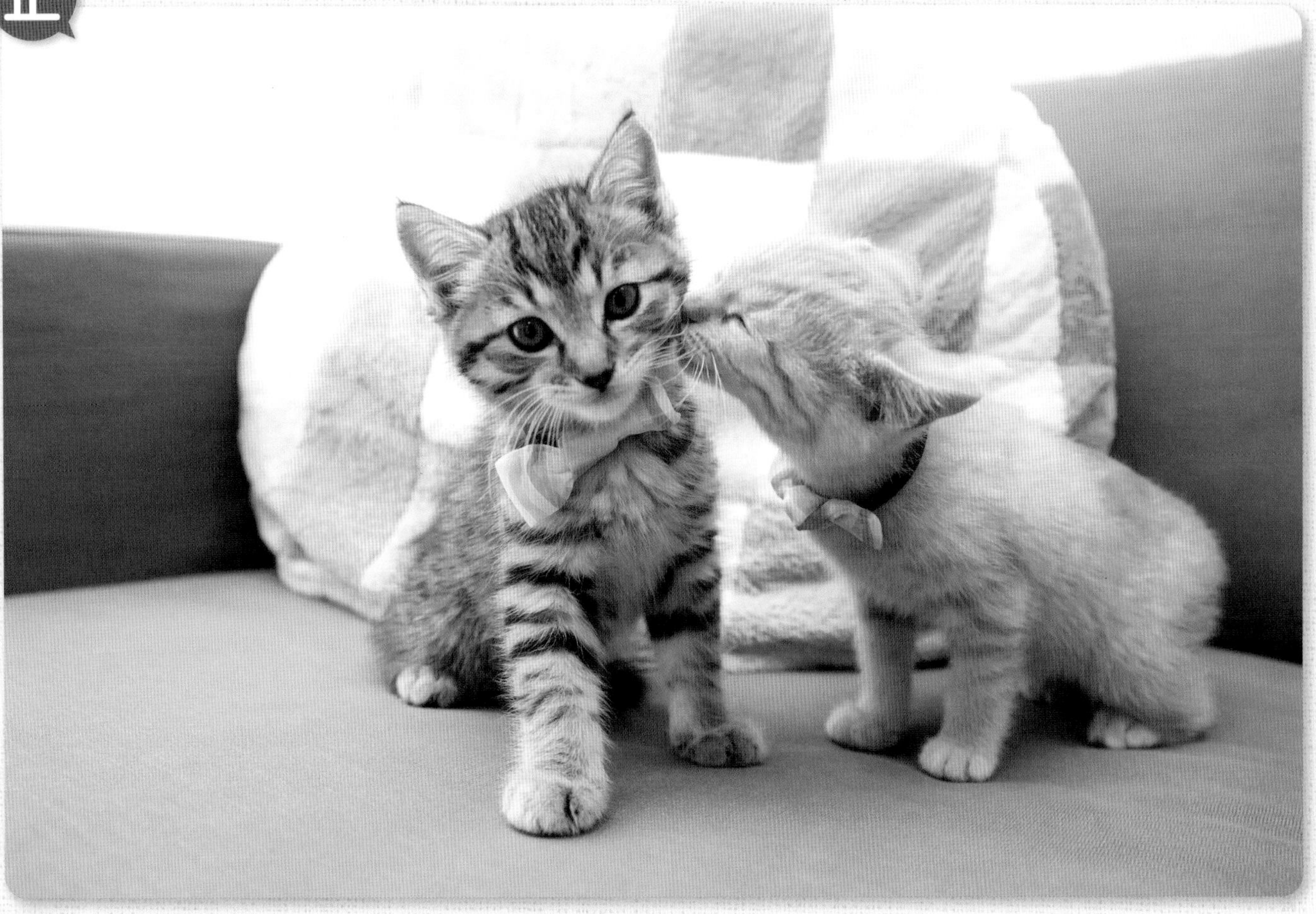

誤　まちがいは５つ。１分で探してにゃ。

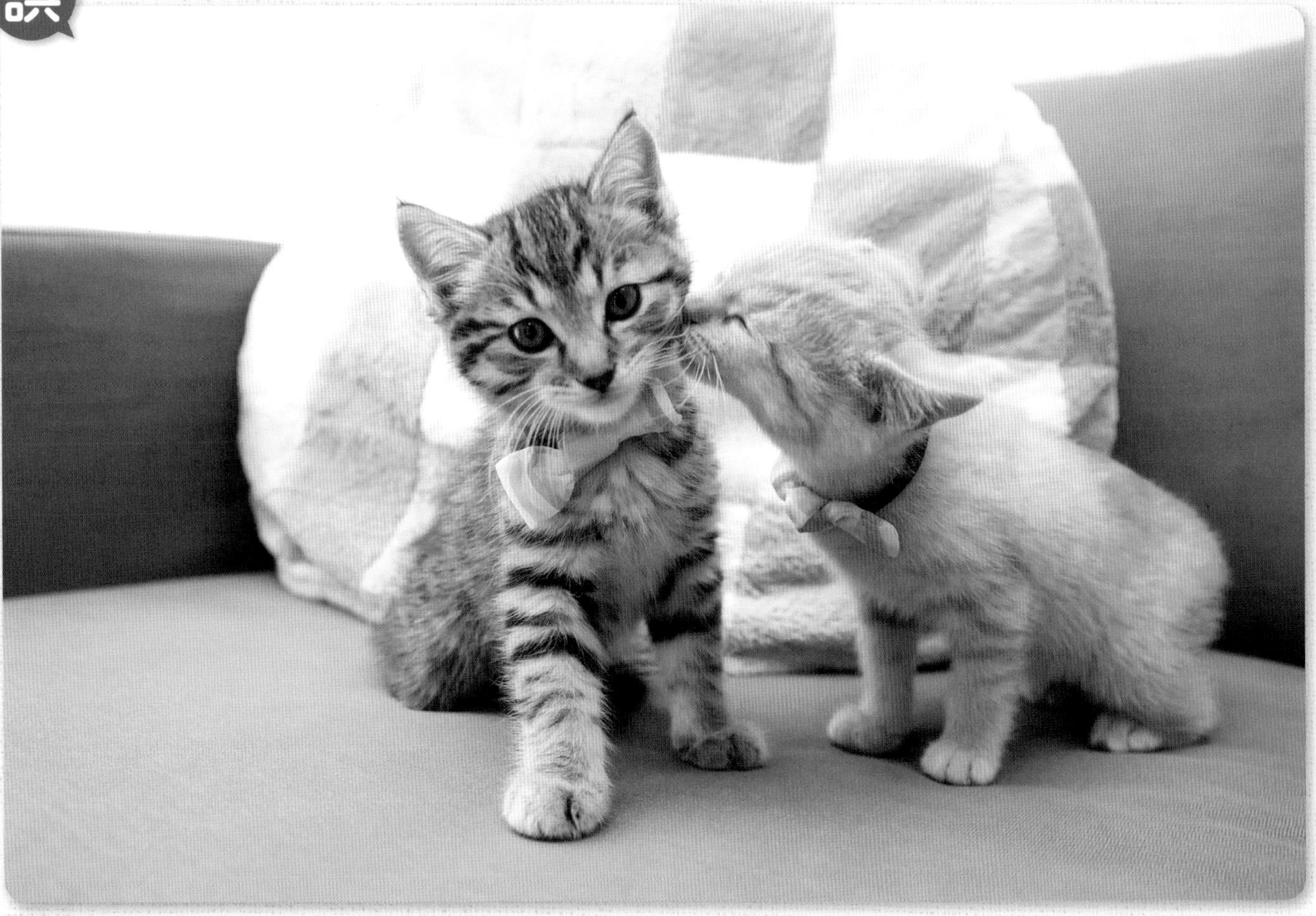

➡解答は71ページ

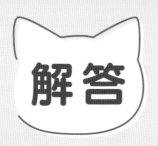

解答

※印刷による汚れ・カスレなどはまちがいに含まれません。

①やみつきねこ（P5）

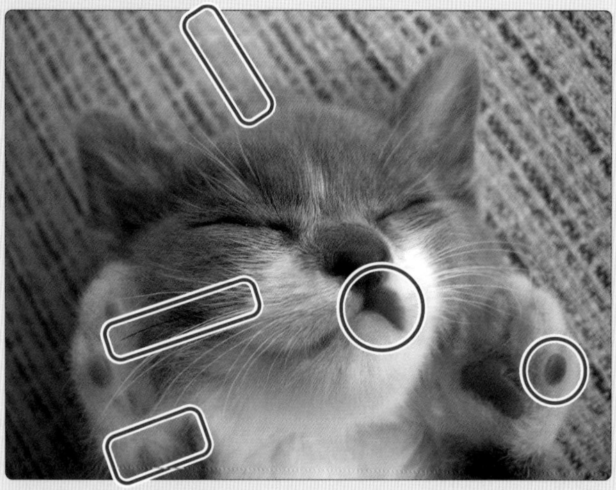

②読み聞かせねこ（P6）

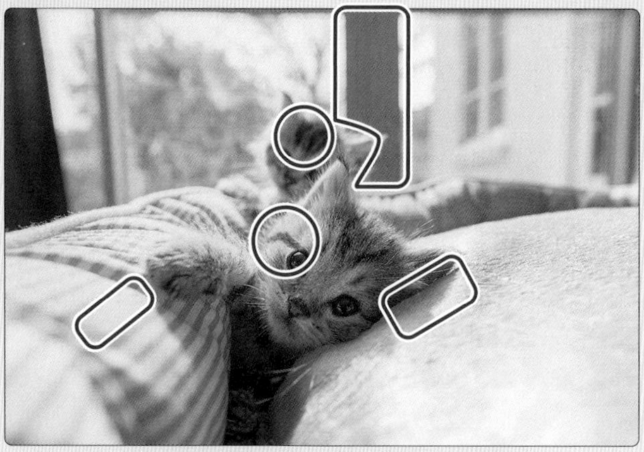

③アルプスのにゃんこ（P7）

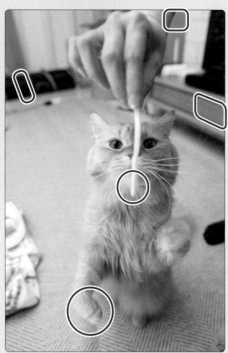

④ないしょねこ（P8）

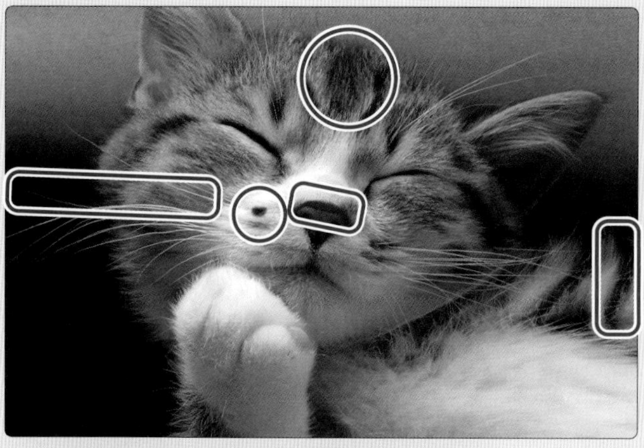

⑤お上品ねこ（P9）

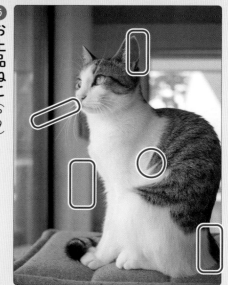

⑥黄門様ねこ（P10）

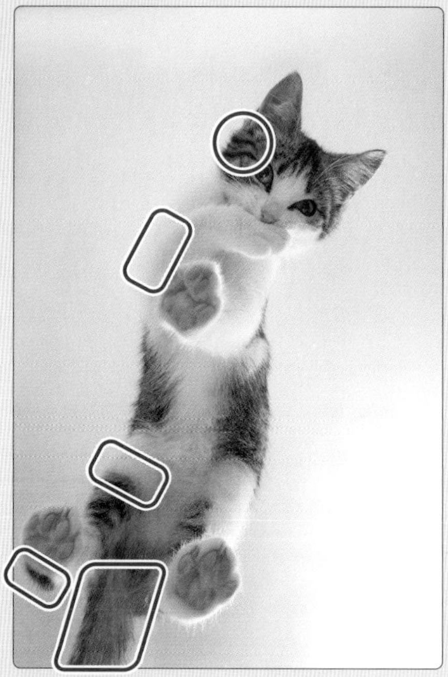

❼採寸ねこ（P11）

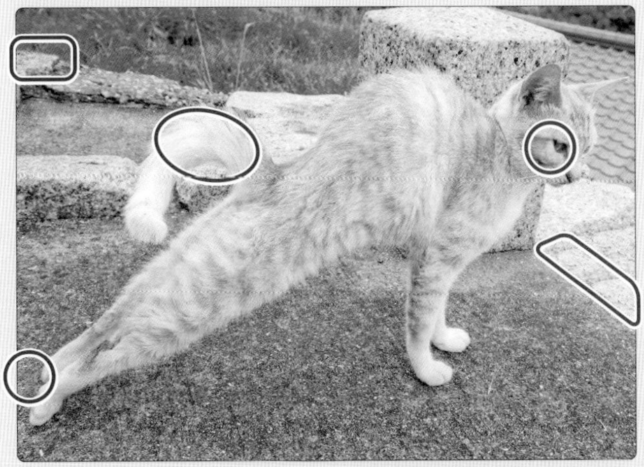

❽気遣いねこ（P12）

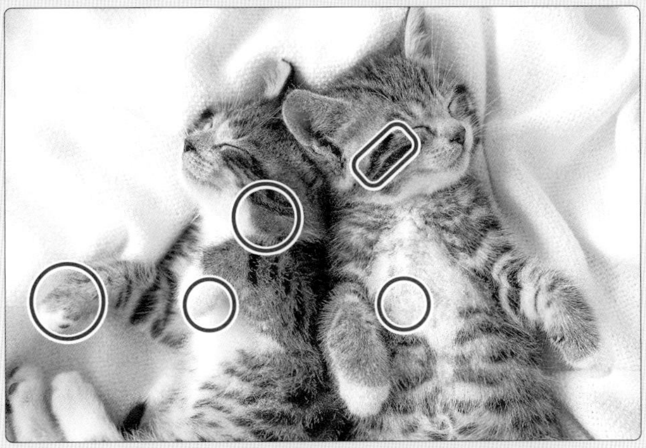

❾やわらかねこ（P13）

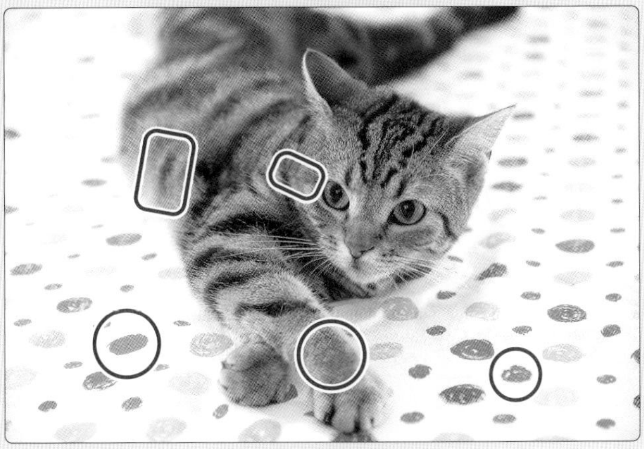

❿待機ねこ（P14）

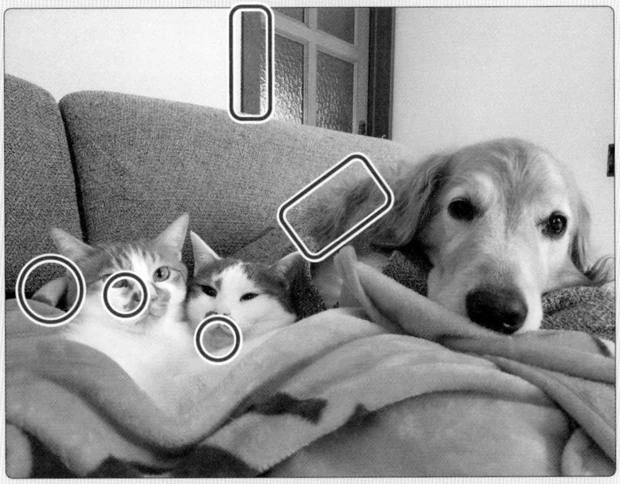

⓫飛び起きねこ（P15）

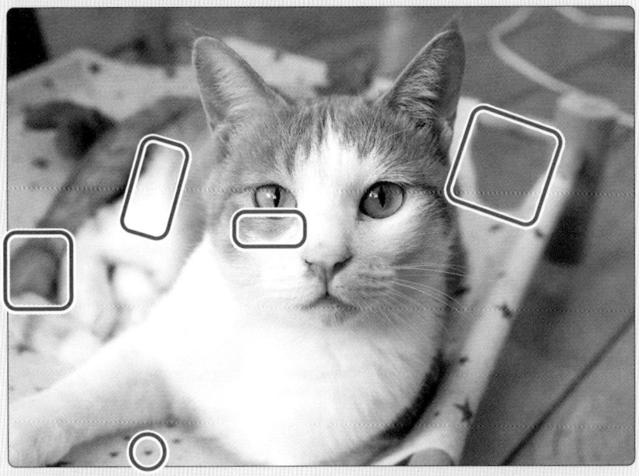

⓬画家ねこ（P16）

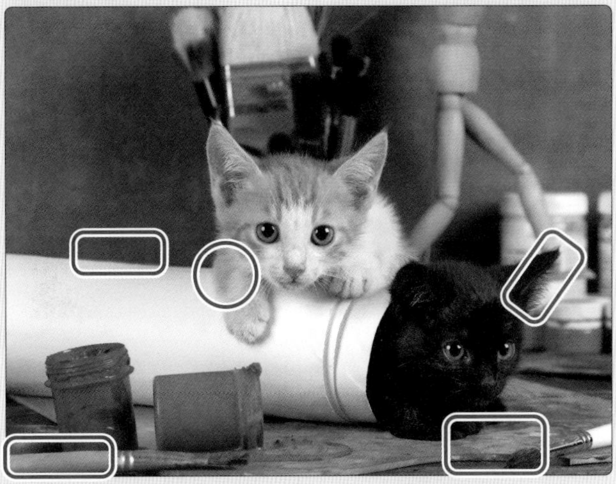

⓭再現ねこ（P17）

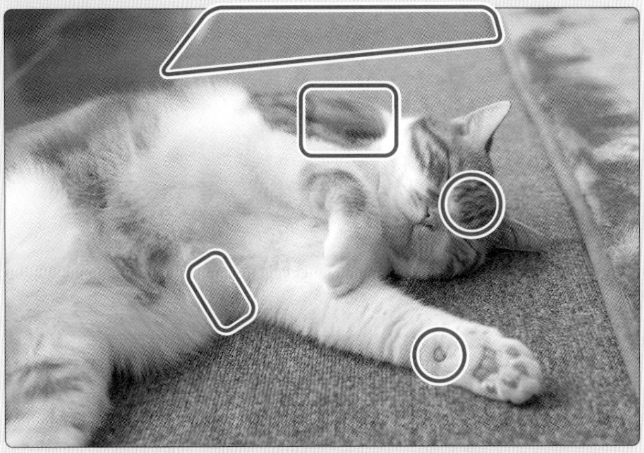

⓮初心者ねこ（P18）

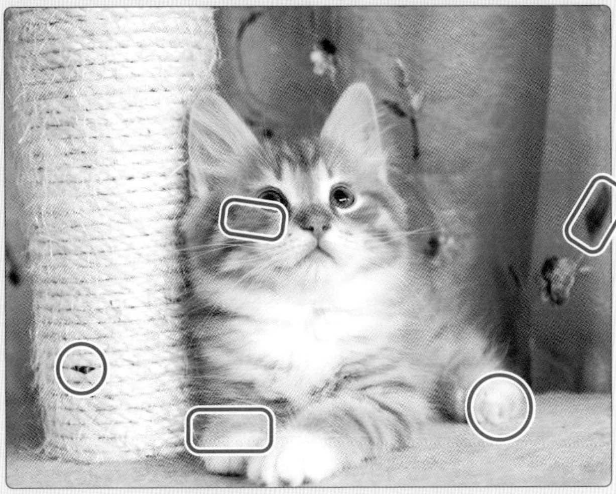

15. お兄さんねこ（P19）

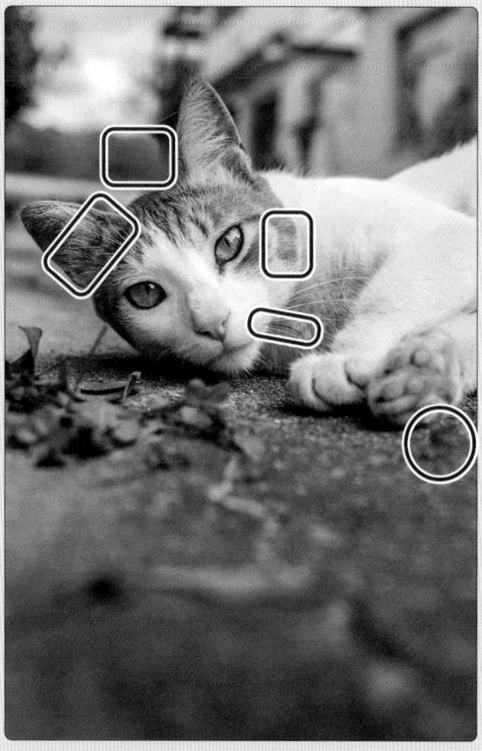

16. 孫ねこ（P20）

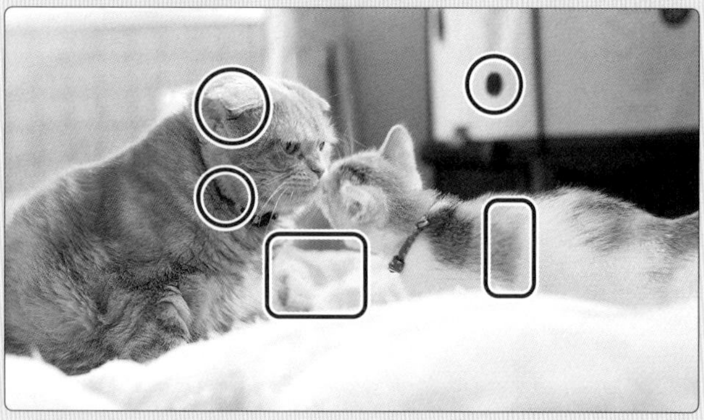

17. 特訓ねこ（P21）

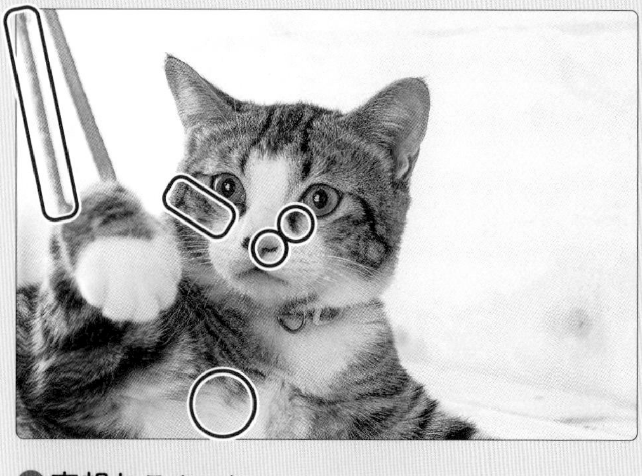

18. 妄想ねこ（P22）

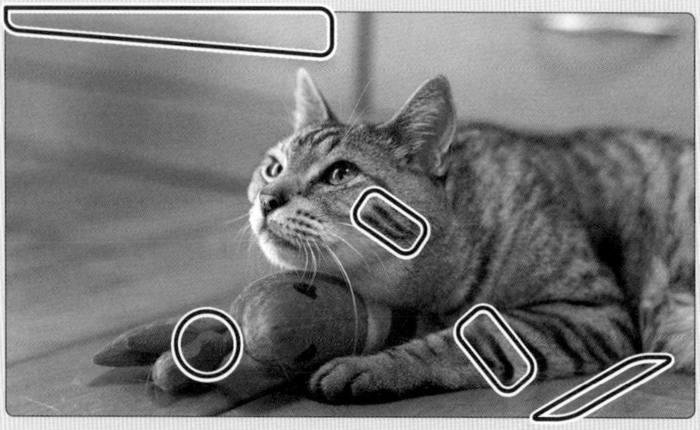

19. 最強にゃんこ（P23）

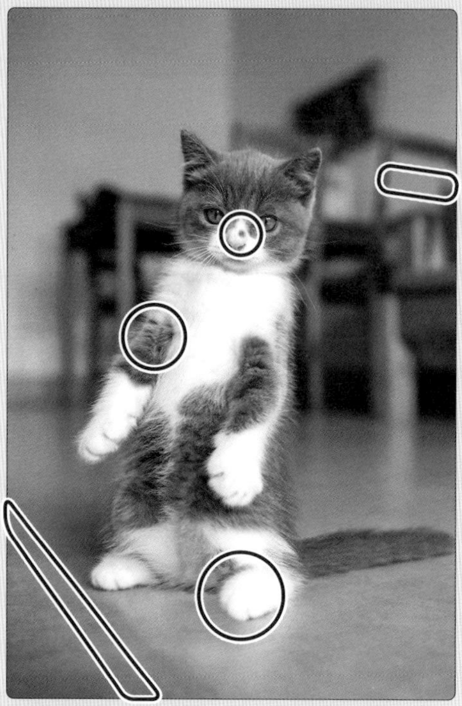

20. 無実ねこ（P24）

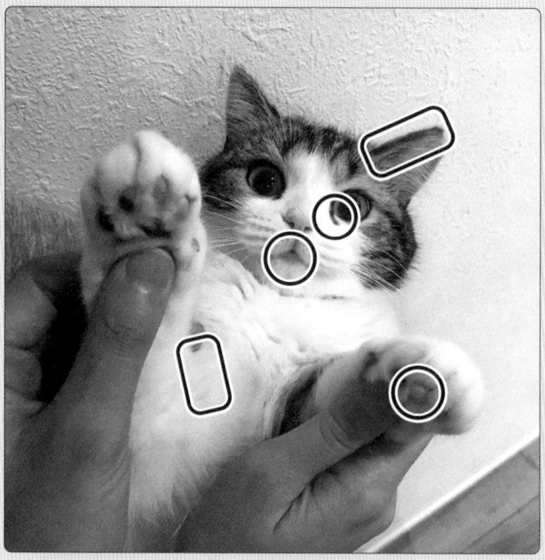

21. お誕生日ねこ（P25）

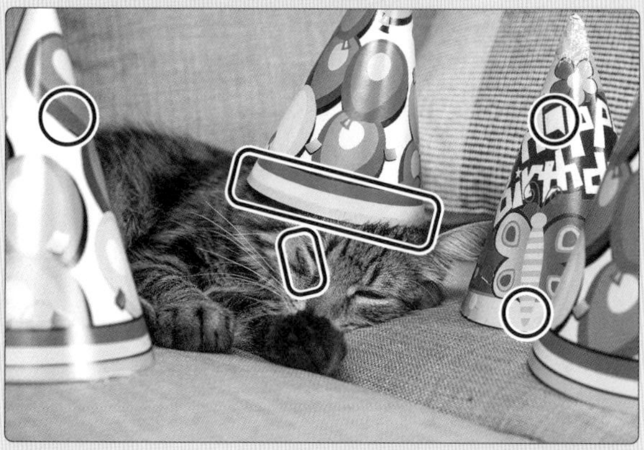

22. 働き者ねこ（P26）

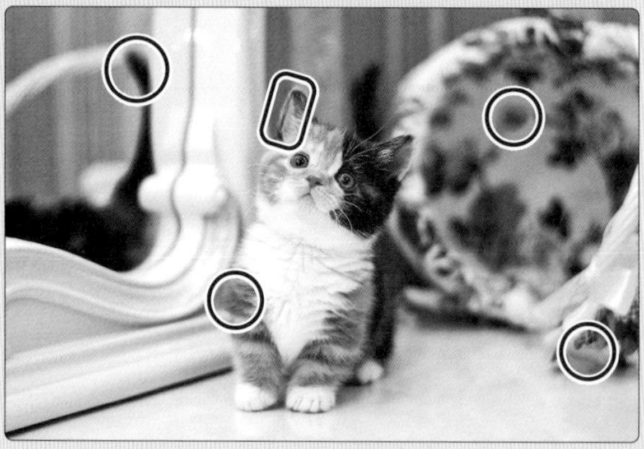

㉓ジト目ねこ（P27）

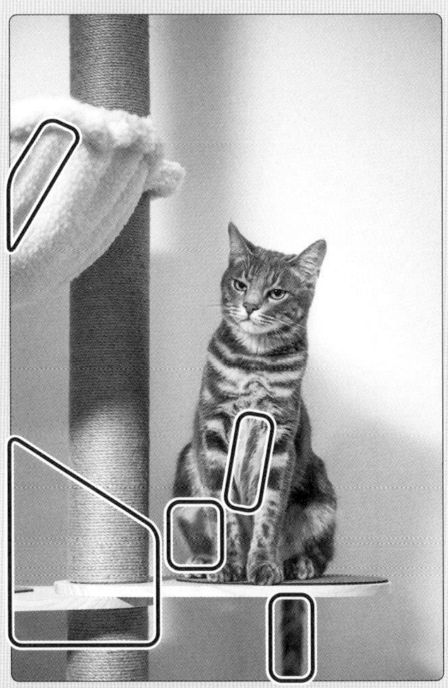

㉔近所のねこ（P28）

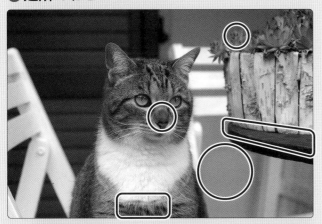

㉕アオハルねこ（P29）

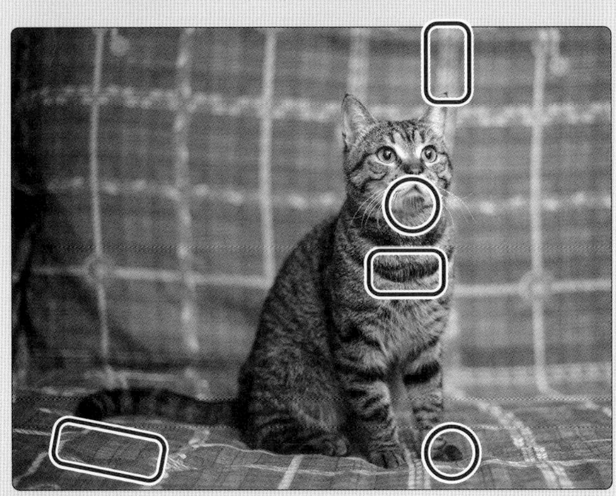

㉖木登りねこ（P30）

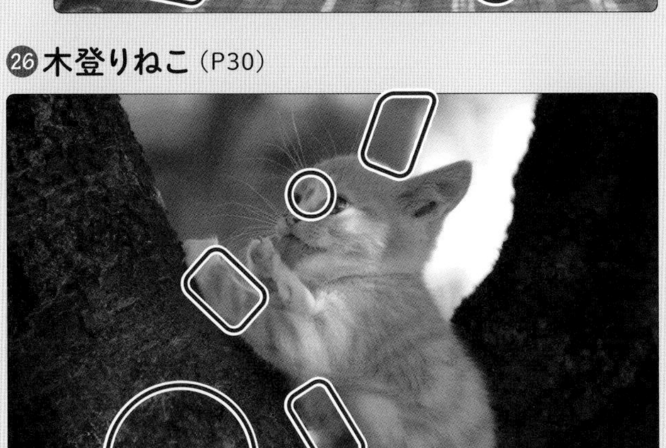

㉗アンビリーニャボー（P31）

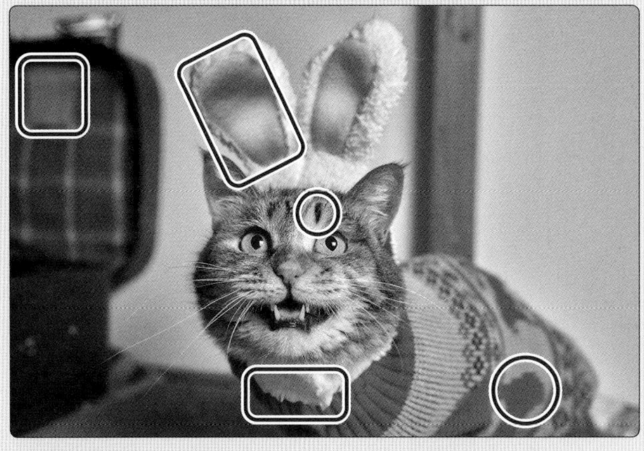

㉘本音ねこ（P32）

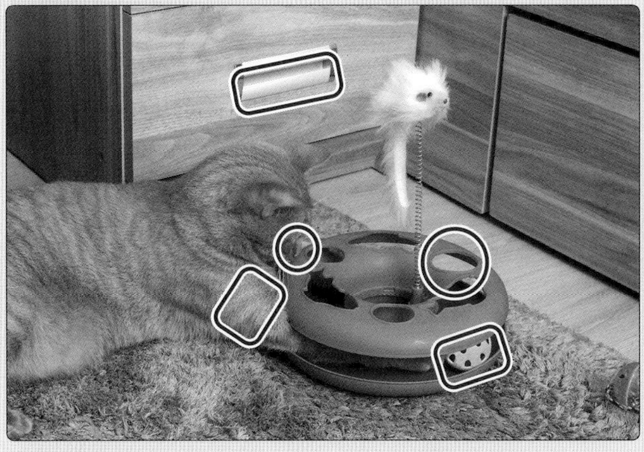

㉙宇宙飛行士ねこ（P33）

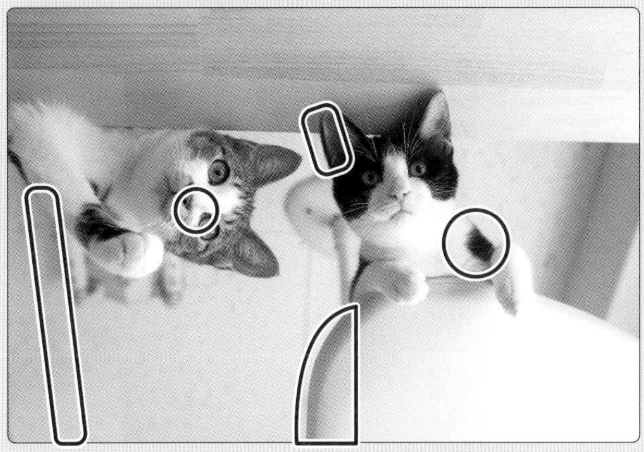

㉚校長ねこ（P34）

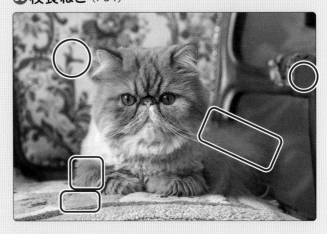

㉛ジロリねこ（P35）

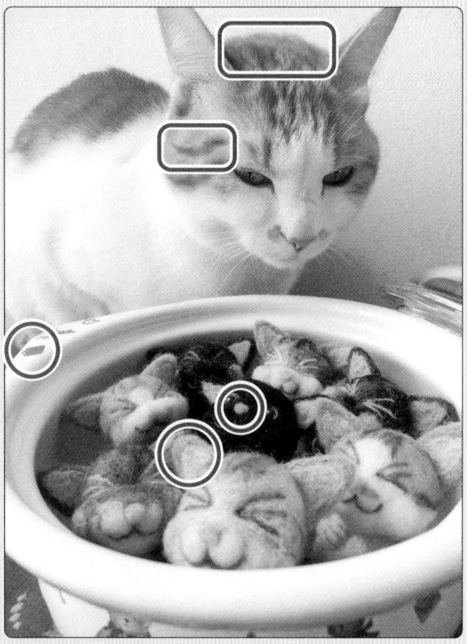

㉜わがままねこ（P36）

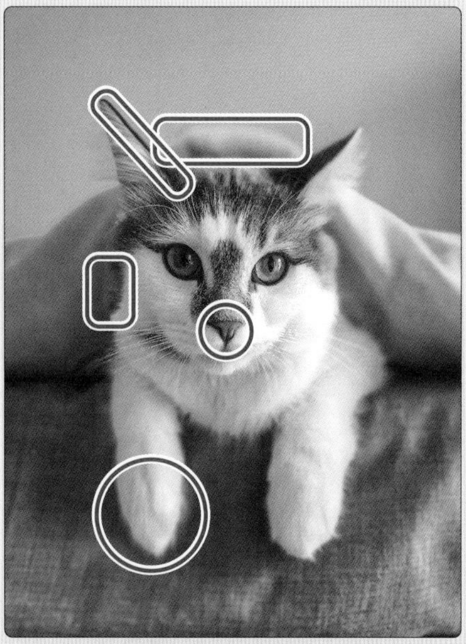

㉝ピンチねこ（P37）

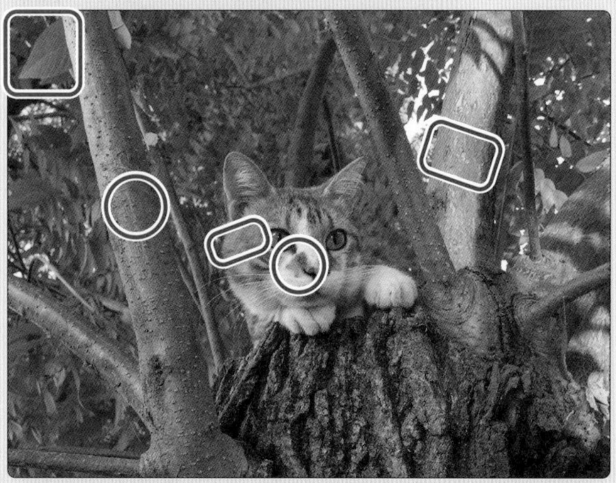

㉞頃合いねこ（P38）

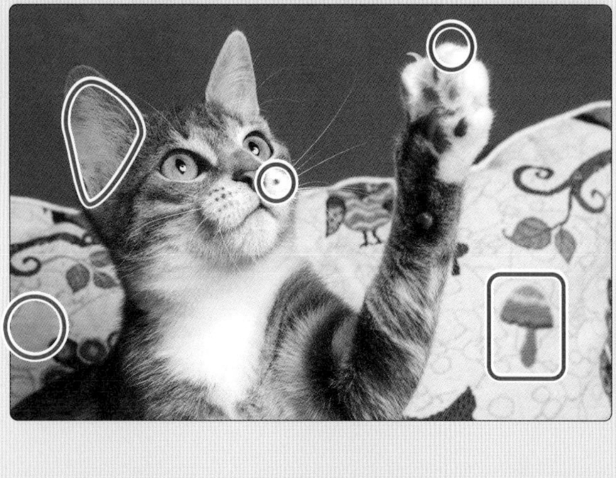

㉟朝帰りねこ（P39）

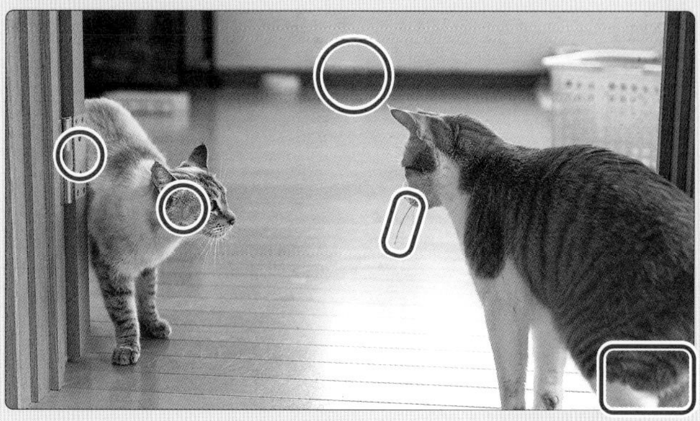

㊱ポートレートねこ（P40）

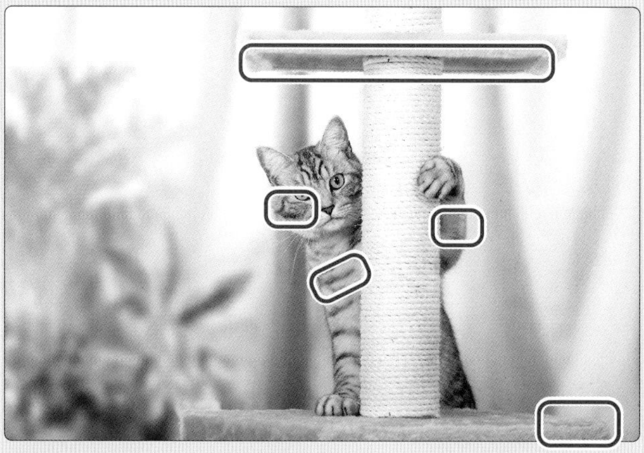

㊲肝冷やしねこ（P41）

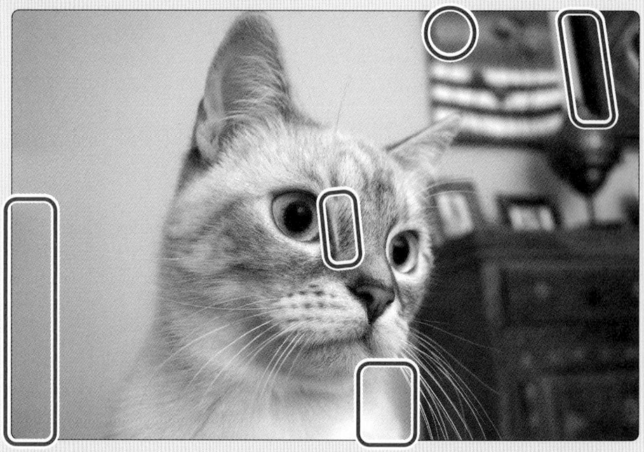

㊳お風呂初めてねこ（P42）

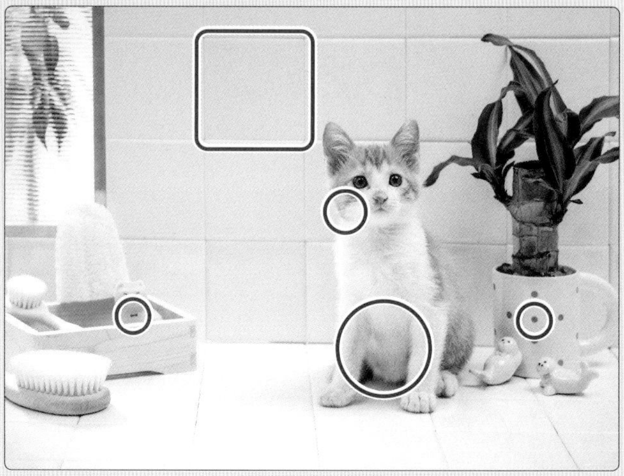

㊴お約束ねこ（P43）

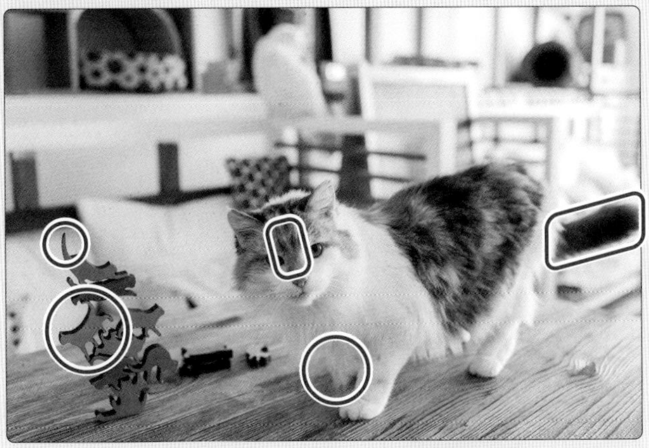

㊵道案内ねこ（P44）

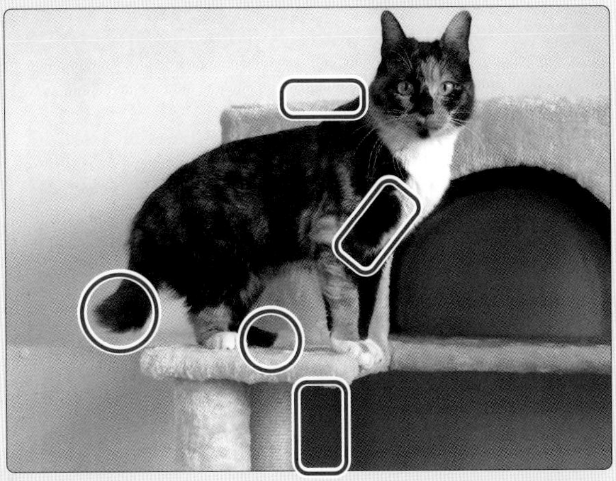

㊶手芸ねこ（P45）

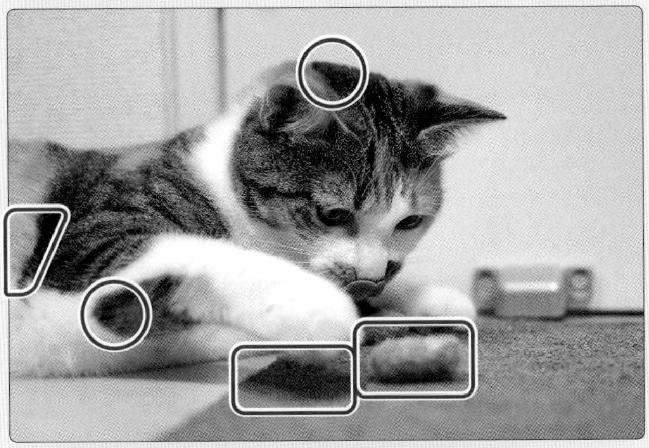

㊷大盛り天丼ねこ（P46）

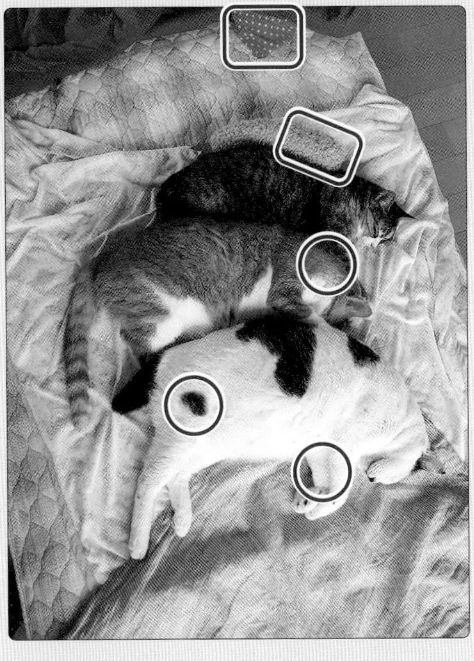

㊸チェックねこ（P46）

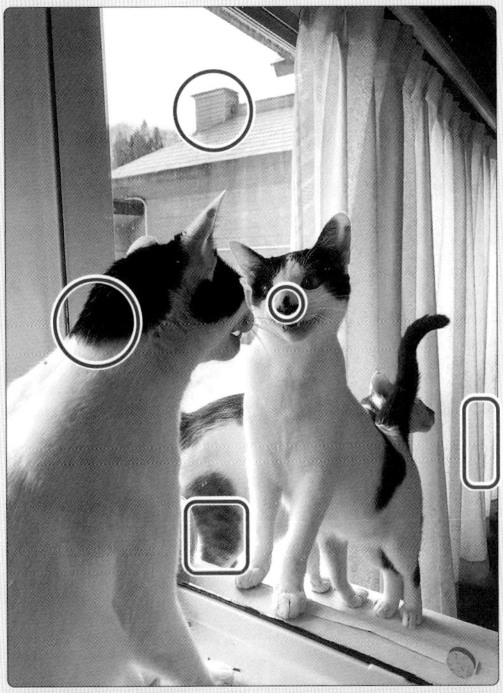

㊹御用だねこ（P47）

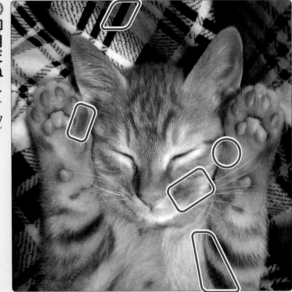

㊺修学旅行わんねこ（P48）

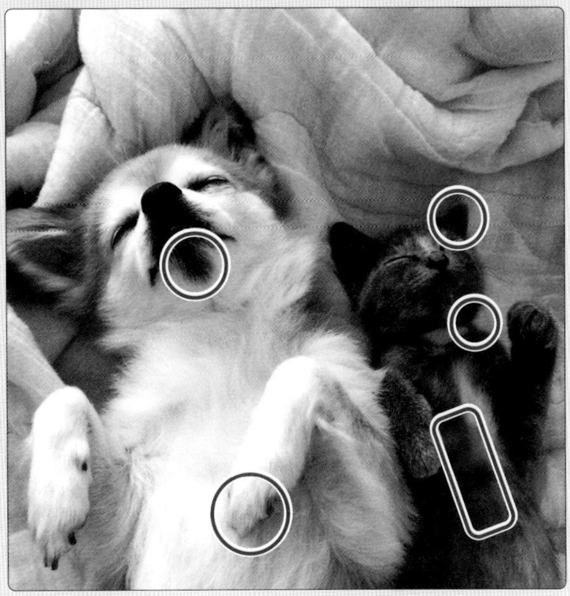

㊻形態模にゃ（P49）

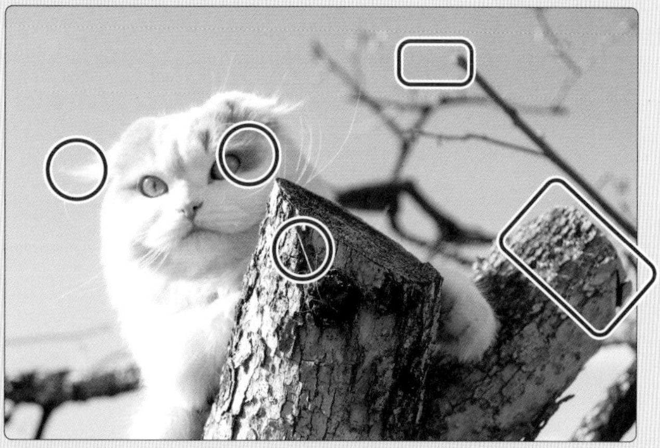

㊼反省ねこ（P50）

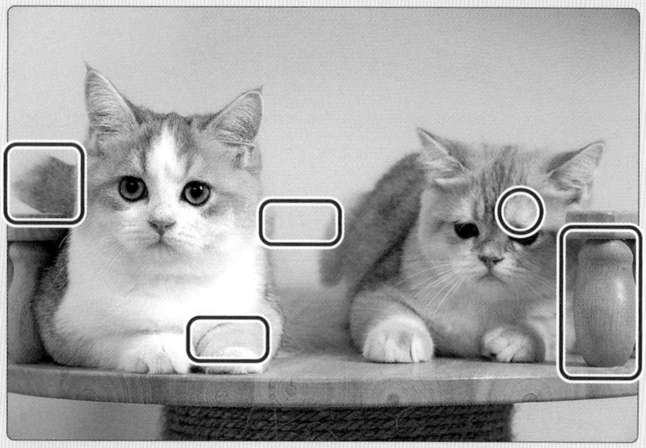

㊽魔法ねこ（P51）

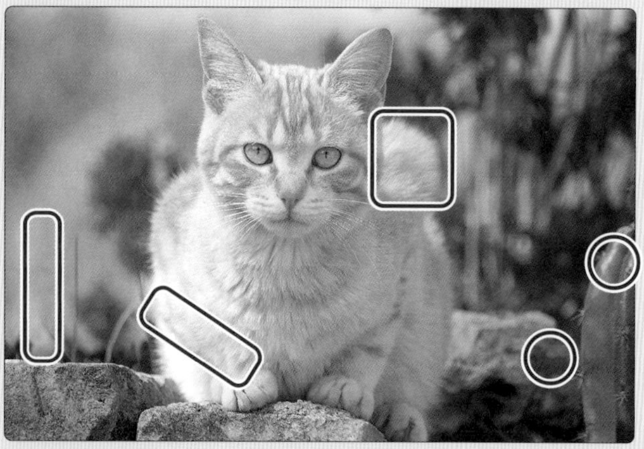

㊾映画館ねこ（P52）

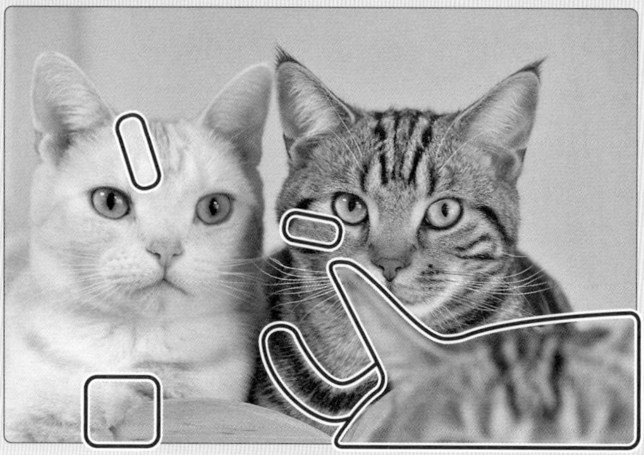

㊿事務ねこ（P53）

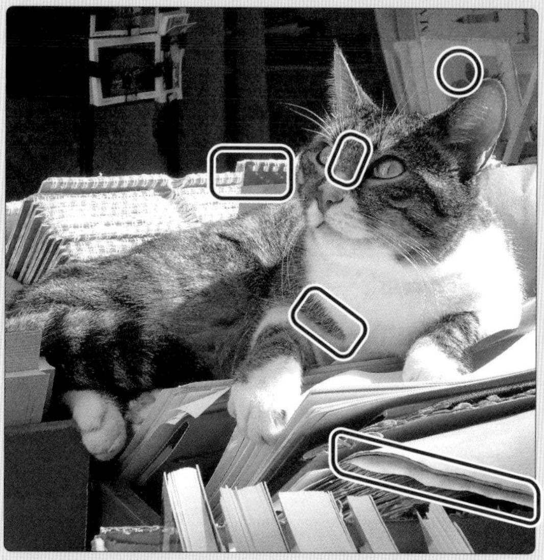

51 エビねこ（P54）

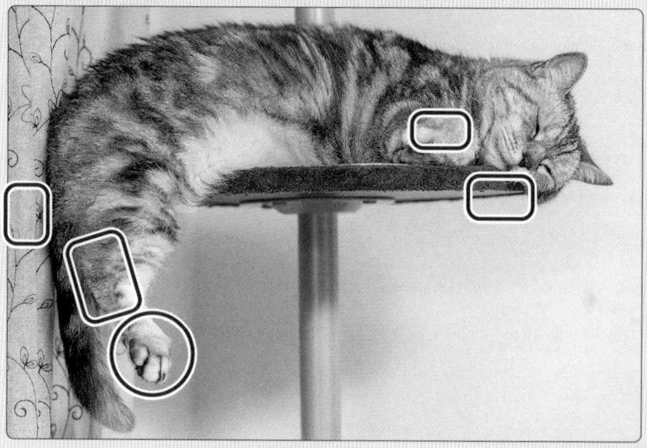

52 井戸ばたねこ（P55）

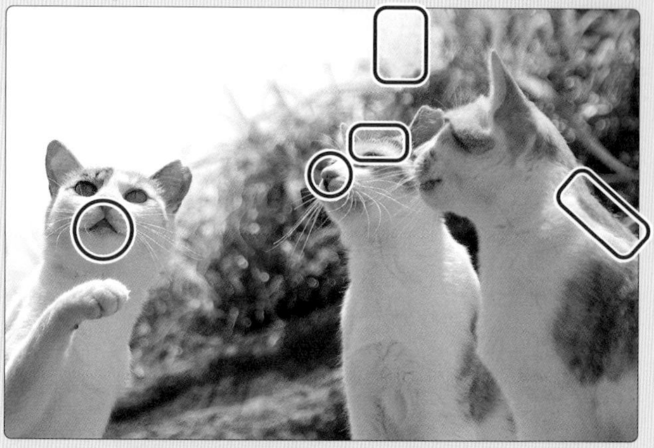

53 学期末ねこ（P56）

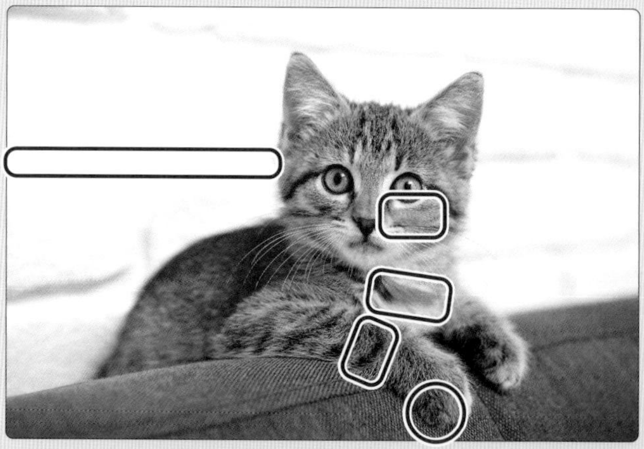

54 ホーリーにゃいと（P57）

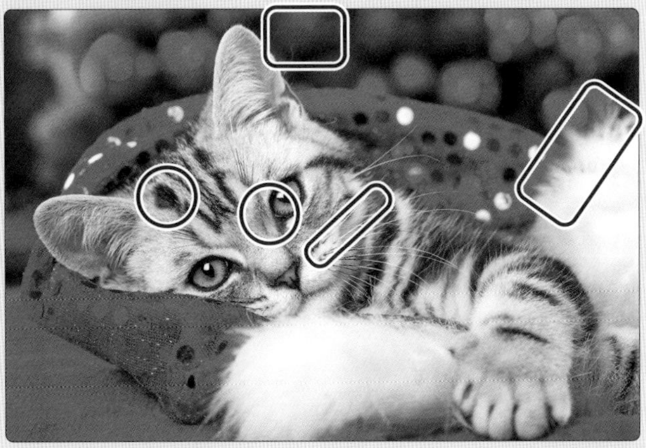

55 やさしいねこ（P58）

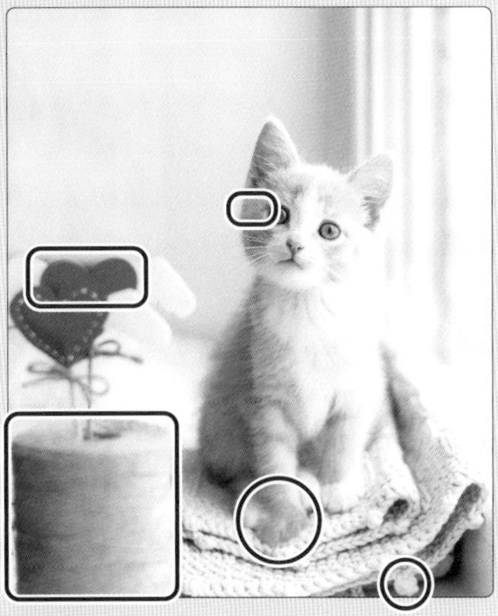

56 絶景ねこ（P59）

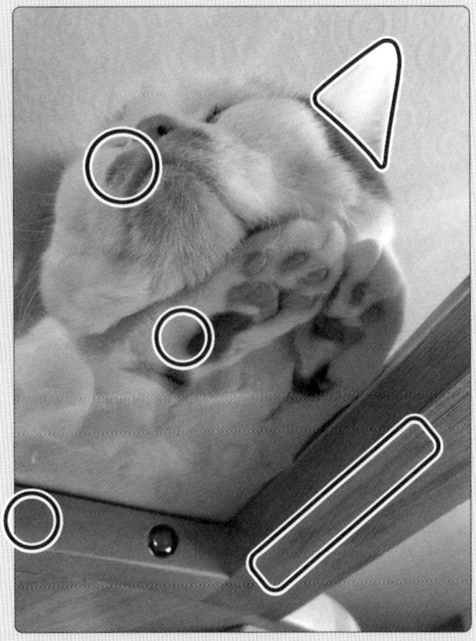

57 お礼ねこ（P60）

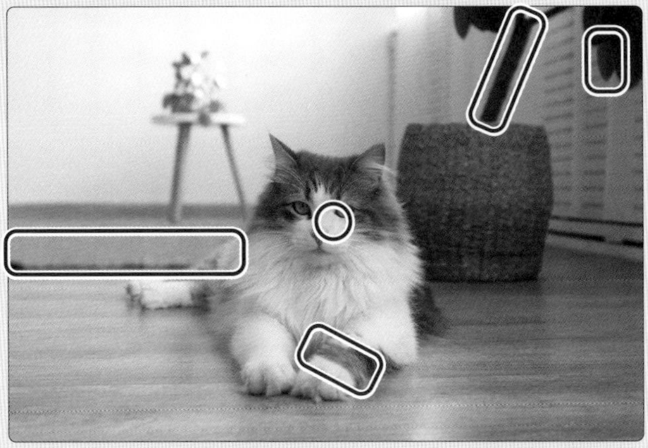

58 野球ねこ（P61）

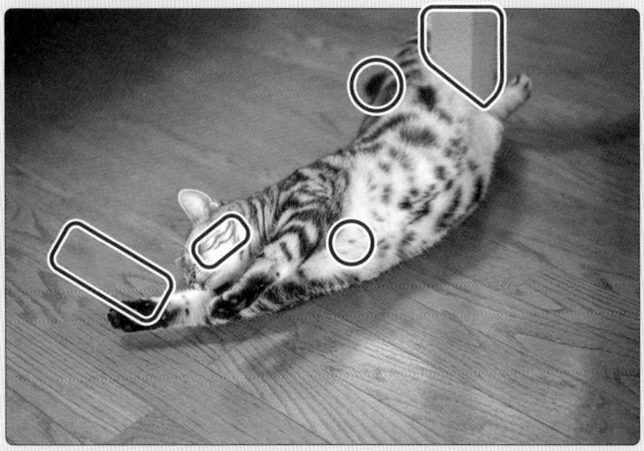

59 心が2つあるねこ（P62）

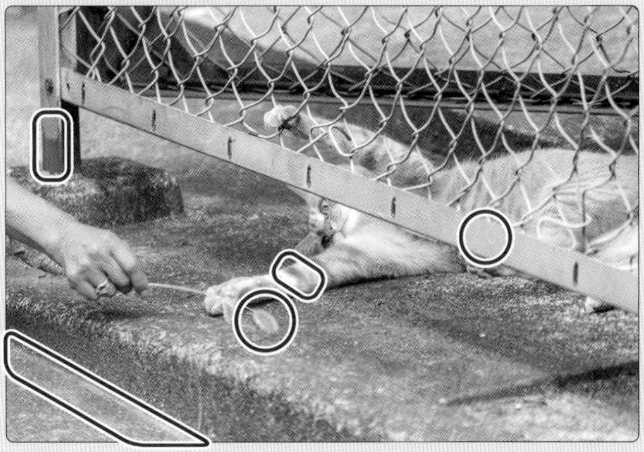

60 どやねこ（P63）

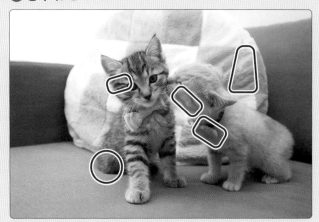

カバーの解答

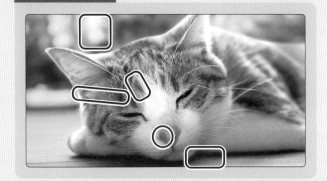

毎日脳活スペシャル

にゃんと1分見るだけ!
記憶脳 瞬間強化

ねこのまちがいさがし ⑤

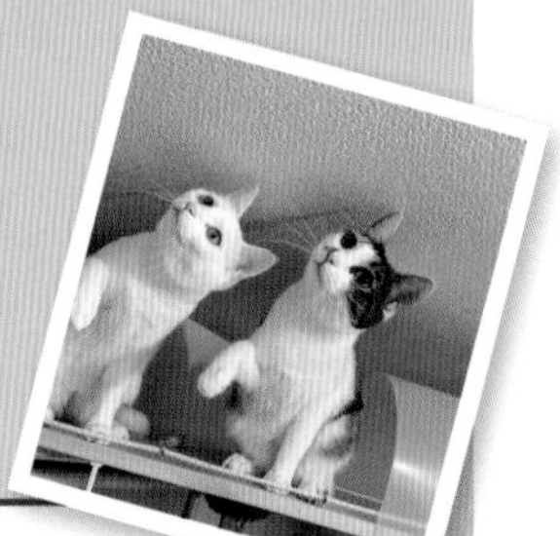

ねこの写真を大募集

『毎日脳活』編集部では、みなさまがお持ちの「ねこの魅力が伝わるかわいい写真」を大募集しています。お送りいただいた写真の中からよいものを選定し、本シリーズの「まちがいさがし」の題材として採用いたします。採用写真をお送りくださった方には薄謝を差し上げます。

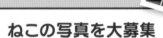

送り先 neko@wks.jp

※応募は電子メールに限ります。
※お名前・年齢・ご住所・電話番号・メールアドレス・ねこの名前を明記のうえ、タイトルに「ねこの写真」と記してお送りください。
※なお、写真は、第三者の著作権・肖像権などいかなる権利も侵害しない電子データに限ります。
※写真のデータサイズが小さい、画像が粗い、画像が暗いなどの理由で掲載できない場合がございます。

ご応募をお待ちしております。

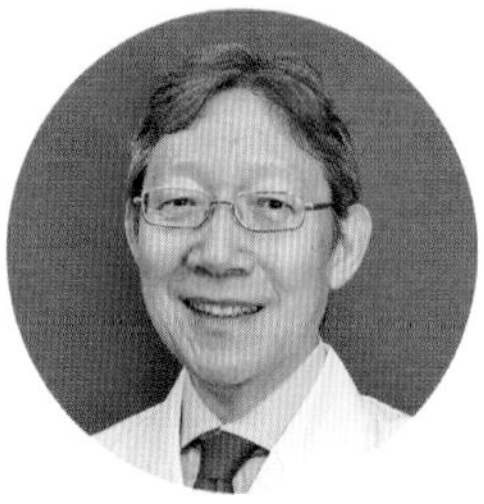

監修

杏林大学名誉教授・医学博士
古賀良彦(こが よしひこ)

1971年に慶應義塾大学医学部卒業、88年に医学博士、90年に杏林大学医学部精神神経科学教室助教授、99年に杏林大学医学部精神神経科学教室主任教授、2016年に杏林大学医学部名誉教授に就任。現在、東京都杉並区のメンタルクリニックいわおで診療を続ける。
精神保健指定医、日本精神神経学会認定専門医、日本臨床神経生理学会認定医・名誉会員、日本催眠学会名誉理事長、日本薬物脳波学会副理事長を務める。著書・テレビ出演多数。

編集人	飯塚晃敏
編集	株式会社わかさ出版　原 涼夏　谷村明彦
装丁	遠藤康子
本文デザイン	カラーズ
問題作成	飛倉啓司　吉野晴朗　プランニングコンテンツ・プラスワン
漫画	前田達彦
写真協力	PIXTA　Adobe Stock
発行人	山本周嗣
発行所	株式会社 文響社 ホームページ　https://bunkyosha.com お問い合わせ　info@bunkyosha.com
印刷	株式会社 光邦
製本	古宮製本株式会社

この本に関するご意見・ご感想をお寄せいただく場合は、
郵送またはメール(info@bunkyosha.com)にてお送りください。